AF319428

L'ŒUVRE MÉDICO-CHIRURGICAL

Dʳ CRITZMAN, Directeur

Suite

DE

Monographies Cliniques

SUR

les Questions Nouvelles

en Médecine
en Chirurgie, en Biologie

N° 9

(publié le 20 juin 1898)

TUBERCULOSE RÉNALE

PATHOGÉNIE. — DIAGNOSTIC. — TRAITEMENT

PAR

LE Dᴿ TUFFIER

Professeur agrégé à la Faculté de médecine de Paris,
Chirurgien de la Pitié

Chaque monographie séparément 1 fr. 25

PRIX DE L'ABONNEMENT A 10 MONOGRAPHIES : 10 FRANCS — ÉTRANGER : 12 FRANCS

PARIS

MASSON ET Cⁱᵉ, ÉDITEURS

LIBRAIRES DE L'ACADÉMIE DE MÉDECINE

120, BOULEVARD SAINT-GERMAIN

1898

CONDITIONS DE LA PUBLICATION

La science médicale réalise journellement des progrès incessants ; les questions et découvertes vieillissent pour ainsi dire au moment même de leur éclosion. Les traités de médecine et de chirurgie, quelle qu'en soit l'étendue, quelque rapides que soient leurs différentes éditions, auront toujours grand'peine à se tenir au courant.

C'est pour obvier à ce grand inconvénient, auquel les journaux, malgré la diversité de leurs matières, ne sauraient remédier, que nous avons fondé, avec le concours des savants et des praticiens les plus distingués, un recueil de monographies dont le titre général, l'*OEuvre médico-chirurgical*, nous paraît bien indiquer le but et la portée.

La *Médecine* proprement dite, la *Thérapeutique*, la *Chirurgie* et *toutes les spécialités médicales* seront représentées dans notre collection. Les Sciences naturelles n'y seront pas non plus négligées. La *Zoologie* avec les questions de l'hérédité, la *Microbiologie* avec la sérothérapie et les problèmes de l'immunité, la *Chimie biologique* et les toxines trouveront une large place dans cette publication.

*Les **Monographies** n'ont pas de périodicité régulière.*

Nous publions, aussi souvent qu'il est nécessaire, des fascicules de 30 à 40 pages, dont chacun résume une question à l'ordre du jour, et cela de telle sorte qu'aucune ne puisse être omise au moment opportun.

Les Éditeurs acceptent des souscriptions payables par avance, pour une série de 10 monographies, au prix de **10** francs pour la France, et **12** francs pour l'étranger.

Chaque Monographie est vendue séparément 1 fr. 25.

Monographies publiées

N° 1. **De l'Appendicite,** par le Dr Félix Legueu, chirurgien des hôpitaux de Paris.

N° 2. **Le Traitement du mal de Pott,** par le Dr A. Chipault, de Paris.

N° 3. **Le Lavage du sang,** par le Dr F. Lejars, professeur agrégé, chirurgien des hôpitaux de Paris, membre de la Société de chirurgie.

N° 4. **L'Hérédité normale et pathologique,** par Ch. Debierre, professeur d'anatomie à l'Université de Lille.

N° 5. **L'Alcoolisme,** par A. Jaquet, privatdocent à l'Université de Bâle.

N° 6. **Physiologie et pathologie de la Sécrétion gastrique,** *suivie de la technique complète du cathétérisme de l'estomac et de l'examen méthodique du liquide gastrique,* par le Dr A. Verhaegen, assistant à la Clinique médicale de Louvain.

N° 7. **L'Eczéma** (*Maladie parasitaire*), par le Dr Leredde, chef de Laboratoire, assistant de consultation à l'hôpital Saint-Louis.

N° 8. **La Fièvre jaune,** par le Dr J. Sanarelli, docteur de l'Institut d'hygiène expérimentale à Montévidéo.

N° 9. **Tuberculose rénale,** par le Dr Tuffier, professeur agrégé, chirurgien de la Pitié.

Adresser toutes les communications relatives à la rédaction à **M. le Dr Critzman,** *avenue Kléber, n° 45.*

Coulommiers. — Imp. Paul Brodard.

TUBERCULOSE RÉNALE

PAR

Le Dr TUFFIER

PROFESSEUR AGRÉGÉ, CHIRURGIEN DE LA PITIÉ

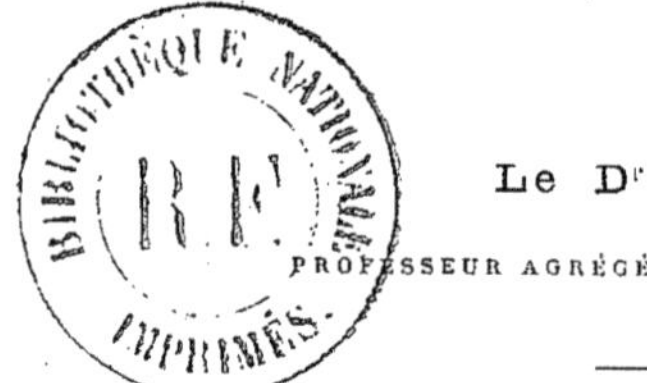

Si l'histoire de la tuberculose du rein est de date relativement récente, le nombre et l'importance des études dont elle a été l'objet en font actuellement un des chapitres les mieux élucidés de la pathologie rénale. Reconnue comme *localisation spéciale* au commencement du siècle, par Bayle et Rayer [1], le père de la pathologie rénale, regardée plus tard comme une annexe de la tuberculose vésicale, et noyée dans la pathologie urinaire générale, la bactériologie d'une part et la thérapeutique chirurgicale de l'autre en ont fait une entité spéciale et ont provoqué une série d'études cliniques qui permettent d'en tracer aujourd'hui une description complète. Les recherches qui ont le plus éclairé la question sont celles de Durand-Fardel [2] et de Cayla [3], qui établirent le mode d'infection du rein par voie circulatoire et prirent sur le fait même la sortie du bacille des vaisseaux et son entrée dans le parenchyme urinaire. Les travaux de Dufour [4], Lancereaux [5], Guyon [6], Tuffier [7] en France, ceux de Morris [8] et Roberts [9] en Angleterre, avaient pour but l'étude *clinique et diagnostique* de l'affection. Avec Kuster [10], Israël [11] et nous-même la *thérapeutique chirurgicale* entre largement dans

1. Rayer, *Traité des maladies des reins*, 1841, t. III.
2. Durand-Fardel, Thèse de Paris, 1886.
3. Cayla, Thèse de Paris, 1887.
4. Dufour, Thèse de Paris, 1841.
5. Lancereaux, *Annales génito-urinaires*, 1883.
6. Guyon, *Leçons cliniques*, Paris, 1885, et *Ann. génit.-urin.*, 1888.
7. Tuffier, Étude sur la tuberculose rénale, *Arch. de méd.*, mai 1892.
8. Morris, *Surgical diseases of the Kidney*, Lond., 1895. — *Meet. of the Brit. Assoc.* 1889. — *Lancet*, févr. 1885.
9. Roberts, Urinary and renal diseases, *Amer. Journ. med. Soc.*, 1883. — *Trans. Am. Surg. Assoc.*, 1885.
10. Kuster, *Berl. Klin. Woch.*, 1890.
11. Israël, *Deutsch. medic. Wochenschrift*, 1890, n° 31; 1892, n° 1; 1896, n° 22.

la pratique, et la nature de la tuberculose *primitive* du rein fut définitivement admise; c'est à la démonstration de ce dernier fait que je me suis
efforcé dans une série de publications [1].

ANATOMIE PATHOLOGIQUE

La tuberculose rénale peut se manifester sous deux formes essentiel-
lement distinctes, l'une médicale, la *tuberculose miliaire*, l'autre qui peut
devenir l'objet d'une intervention chirurgicale : l'*infiltration tuberculeuse*,
le rein caséeux, « scrofulous kidney ». Cette infiltration tuberculeuse peut
elle-même revêtir des aspects macroscopiques très variés.

I. Les **granulations miliaires** qui sont le type du rein médical occu-
pent en général les deux glandes. Elles se présentent sous la forme de granulations grises ou demi-transparentes, plus ou moins nombreuses au milieu
d'un parenchyme qui semble peu altéré. Elles siègent dans la substance
corticale où elles sont disséminées, affectant la forme de stries blanc-gri-
sâtre dirigées de la périphérie vers le hile et suivant assez exactement la
direction des vaisseaux du rein. Cette localisation le long des artérioles de
la substance corticale a été signalée par Cornil et Ranvier [2], qui en avaient
déjà conclu à l'apport du tubercule par la voie circulatoire. R. Durand-
Fardel et Cayla en ont donné la preuve matérielle : ils ont montré, dans ces
cas, la présence du bacille au niveau du glomérule et dans son artère affé-
rente, prenant ainsi sur le fait l'inoculation du rein par la voie sanguine.
Le parenchyme rénal, dans ses points non infectés, est normal ou un peu
congestionné. Dans cette forme miliaire, les autres organes sont généralement le siège des mêmes poussées de granulie; mais, fait important, l'uretère est intact : Rilliet et Barthez ne l'ont trouvé atteint qu'une fois sur
49 cas. Potain [3], Pousson [4], ont signalé des cas de *granulie à prédominance
rénale*; ces faits sont exceptionnels. En somme cette granulie rénale est un
épiphénomène d'une infection généralisée, lésions toutes médicales dont

1. Tuffier, *Gaz. hebd. de méd. et de chir.*, mai 1891. — *Sem. médic.*, 1892. — *Traité
de chir. de Duplay et Reclus*, t. VII. — *Arch. gén. de méd.*, mai et juin 1892. — *Gaz.
hebd. de méd. et de chir.*, déc. 1892. — Communic. au congrès de chir., 1893. — *Bullet.
de la Soc. anat.*, 1891-1893. — *Ann. des mal. des org. gén.-urin.*, 1893. — *Bullet. de la
Soc. de chir.*, janv.-févr. 1897. — Communic. au congrès de Moscou, 1897. — Voy. aussi
les thèses de mes élèves : Robineau-Duclos, *Chir. du rein*, Thèse Paris, 1891. — Per-
cheron, *Même titre*, Thèse Paris, 1897. — Ratynski, *De la néphrect. par morcellement*,
Thèse Paris, 1897.

2. Cornil et Ranvier, *Manuel d'histol. pathol.*, 1884.

3. *Semaine médicale*, 1896, p. 509. — Il s'agit d'une jeune femme de 26 ans qui présen-
tait tous les signes d'une néphrite épithéliale intense aiguë. En raison d'une bacillose
pulmonaire coexistante et bien que celle-ci fût minime, M. Potain, en l'absence d'ailleurs des causes habituelles de cette néphrite, considéra l'affection rénale comme étant
de nature tuberculeuse. Le point de départ de cette double lésion devait être placé
selon lui dans une ancienne salpingite tuberculeuse momentanément éteinte, mais
qui serait resté un foyer d'infection lequel, sous des influences inconnues, aurait
donné naissance à une tuberculose aiguë granuleuse à prédominance rénale, en raison
peut-être de la stase circulatoire d'origine cardiaque présentée par la malade (elle
avait une insuffisance mitrale).

4. Pousson, *Journ. de méd. de Bordeaux*, 1895. — *Arch. clin. de Bordeaux*, 1896.

nous n'avons à retenir que ce fait : l'inoculation possible du rein par la voie circulatoire.

II. L'infiltration tuberculeuse ou rein chirurgical se présente sous des aspects variés :

1° Infiltration nodulaire avec ou sans abcès froid ;

2° Pyélo-néphrite tuberculeuse ;

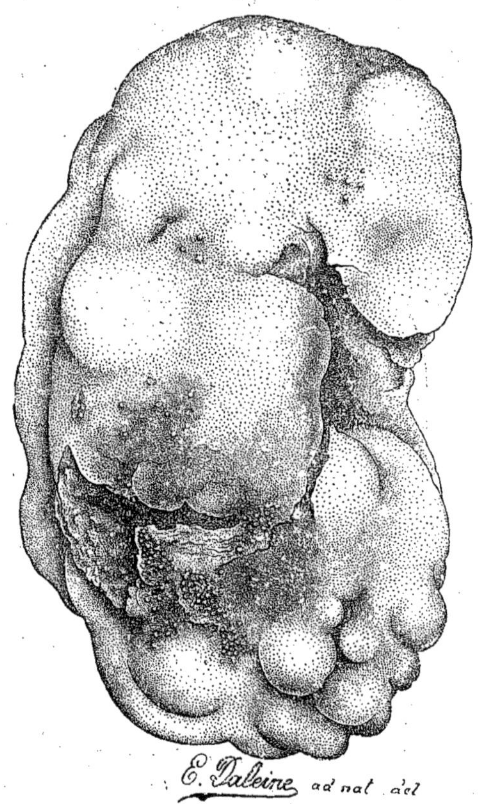

Fig. I. — Tuberculose rénale. Néphrectomie. Le 1/3 inférieur du rein porte une plaie provoquée par la néphrotomie antérieure (Tuffier).

3° Dégénérescence massive du rein ;

4° Hydronéphrose tuberculeuse.

Toutes ces formes peuvent exister isolées ou associées.

1° **L'infiltration nodulaire** (fig. I) se manifeste sous forme de masses d'un gris jaunâtre, arrondies, faisant quelquefois saillie à la surface de l'organe. Le rein est augmenté de volume, sa surface est unie, lisse ou légèrement bosselée, de couleur pâle ou jaunâtre, dure en certains points ;

molle et fluctuante en d'autres. Cette augmentation de volume, alors que
la masse n'est pas encore ramollie, peut atteindre le double du volume
du rein et former réellement tumeur. A la coupe on trouve de gros noyaux
d'un gris jaunâtre, de la grosseur d'une noisette à celle d'une mandarine,
inclus dans le parenchyme. Ces nodules sont multiples; les uns sont encore
durs, les autres ont leur centre caséifié, d'autres, enfin, sont de véritables
abcès froids occupant surtout la région corticale, parfaitement enkystés
et séparés les uns des autres. Le bassinet peut être intact.

L'*abcès froid intra-rénal* (fig. II) est constitué par une collection nette-

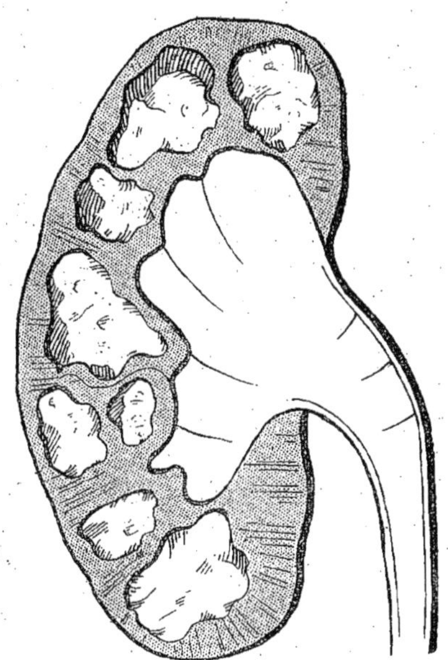

Fig. II.

ment enkystée dans l'épaisseur du parenchyme et faisant un relief plus
ou moins saillant à la surface de l'organe. Il siège de préférence dans
la substance corticale ou à la base des pyramides. Son volume varie de
la grosseur d'une noisette à celle d'une orange. Il est unique ou mul-
tiple; en général il est accompagné de noyaux tuberculeux jaunâtres plus
ou moins disséminés. Sa paroi interne est lisse ou villeuse, assez régulière,
peu épaisse et l'on voit souvent des follicules tuberculeux dans son épaisseur.
Son contenu ne diffère en rien du pus des abcès froids des autres régions.

2° **Pyélo-néphrite tuberculeuse** (fig. III). — L'augmentation de volume
des noyaux dont nous venons de parler et leur ramollissement les amènent
à s'ouvrir dans le bassinet, donnant lieu à une véritable *vomique rénale*, et
nous sommes alors en présence d'une *caverne* du rein, déversant ses produits dans le bassinet. L'organe est plus ou moins détruit, creusé d'excava-

tions à bords irréguliers, déchiquetés et indurés. Il est souvent difficile
de distinguer ces lésions de celles d'une pyélonéphrite simple, quand on
ne trouve pas dans le reste du parenchyme des noyaux indurés ; cependant, au lieu d'une poche distendue, les *cavernes tuberculeuses* ont une
paroi ulcérée, irrégulière, criant sous le scalpel. L'examen histologique y
montre trois zones différentes : une zone interne, formée d'un détritus
d'éléments caséifiés ; une zone moyenne, d'infiltration tuberculeuse avec
tendance à la sclérose, une zone externe enfin constituée par des éléments

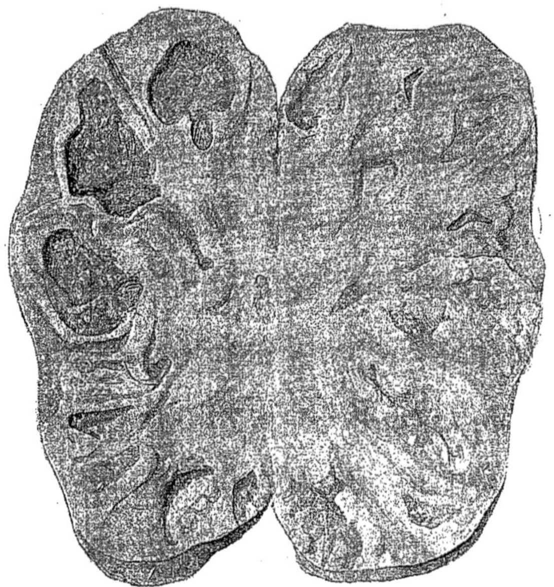

Fig. III. — Pyélonéphrite tuberculeuse. Néphrectomie (Tuffier).

embryonnaires avec ou sans sclérose. — Cette même pyélonéphrite se
trouve dans le cas d'*évolution ascendante* de la tuberculose urinaire ; le
bassinet et les calices ne forment plus qu'une même grande excavation dont
les parois anfractueuses sont formées de tissu lardacé et infiltré, avec de
nombreuses granulations. L'aspect macroscopique de ces lésions indique-
rait suivant Dupasquier[1] une tuberculose d'origine génito-urinaire ; cependant, d'après les pièces que j'ai pu étudier, cette pyélo-néphrite tuberculeuse pourrait se développer d'emblée par ulcération née dans les calices
et le bassinet et ayant envahi progressivement le reste du rein.

 Enfin, indépendamment de la pyélo-néphrite tuberculeuse et à côté d'elle,
il peut se produire dans l'intérieur du rein d'énormes collections purulentes
occupant l'uretère et les calices dilatés ; mais, le plus souvent, il s'agit alors

1. Dupasquier, *Contrib. à l'étude de la tuberc. rénale*, Thèse Paris, 1893.

d'hydronéphroses infectées secondairement, et qui se sont formées par altération tuberculeuse primitive et oblitération de l'uretère, en sorte qu'on ne trouve aucune trace de pus dans l'urine.

L'évolution ultérieure du processus dépend de *l'état de l'uretère*. S'il est *perméable* ou *élargi*, fait moins fréquent qu'on ne le croit, le rein augmentera peu de volume. Si, au contraire, il est rétréci, il se formera une pyélo-néphrite avec distension, ou même une *pyonéphrose* avec décharges

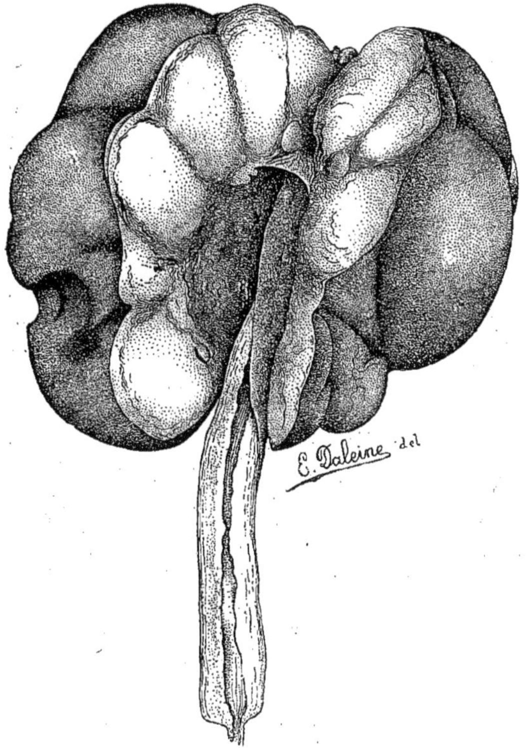

Fig. IV. — Tuberculose massive du rein avec oblitération de l'uretère (Tuffier).

intermittentes de pus. Quand l'*uretère est oblitéré* rapidement ou primitivement *très rétréci*, on peut voir se développer les deux formes de tuberculose dont nous avons établi la relation avec l'imperméabilité urétérale[1]. Ce sont la dégénérescence massive du rein et l'hydronéphrose tuberculeuse.

3º **Dégénérescence massive du rein** (fig. IV). — L'organe est représenté par une membrane mince, transparente, enfermant une masse solide, dense, exactement semblable à du mastic de vitrier, et je ne puis mieux comparer son aspect qu'à celui du contenu d'un gros kyste dermoïde. Cette

1. Tuberculose du rein, *Archives générales de médecine*, 1892.

masse informe est incomplètement divisée par de minces cloisons partant
de la membrane d'enveloppe. Elle peut remplir le rein et le bassinet, et se
prolonger dans l'uretère : dans tous les faits de ce genre que j'ai signalés
et dans ceux que j'ai recueillis, ce conduit était le siège d'une oblitération
complète.

4° **L'hydronéphrose tuberculeuse** (fig. V) ne diffère en rien des dilata-
tions aseptiques du rein en général. Une coque fibreuse à cloisons incom-
plètes forme la paroi. Le contenu est un liquide légèrement citrin, absolu-

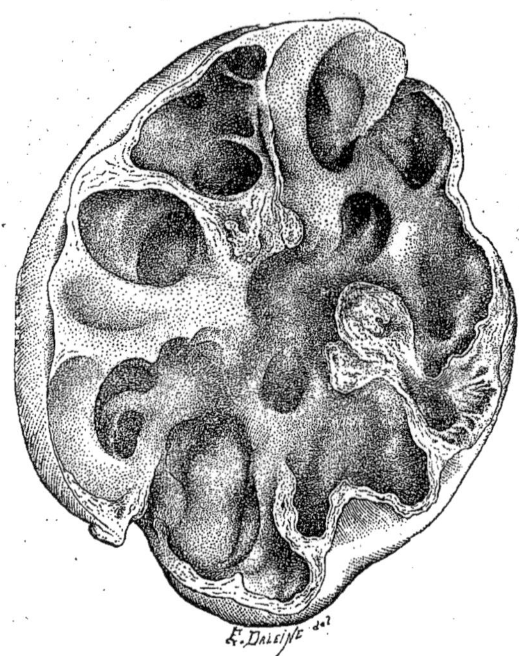

Fig. V. — Hydronéphrose tuberculeuse par tuberculose de l'uretère (Tuffier).

ment transparent, analogue en tous points au liquide de l'hydronéphrose.
L'examen bactériologique du liquide montre l'absence de tout micro-
organisme, en dehors du bacille de Koch. Ce bacille lui-même est rare ;
l'examen sur des lamelles n'en décèle pas la présence ; mais l'inoculation
de ce liquide est positive : il détermine la tuberculose. Il est probable
que les volumineuses pyonéphroses bacillaires sans aucun trouble de l'urine
sont des lésions de ce genre devenues septiques. Je ne puis expliquer
autrement les cas que j'ai observés [1].

Les lésions histologiques de la tuberculose *miliaire* du rein n'ont pas
à être décrites ici : le seul point intéressant consiste dans le siège des

1. Tuffier et Wurtz.

lésions au voisinage des vaisseaux, siège qui prouve l'origine circulatoire de l'infection. Quant à la tuberculose chirurgicale, ses lésions sont banales. La paroi des *cavernes* présente la disposition en couches concentriques qui est la règle dans les autres viscères, foie, poumon, testicule : au centre, en contact avec la cavité, une zone caséifiée et nécrosée plus ou moins épaisse et adhérente à la couche sous-jacente; plus en dehors une nappe d'infiltration tuberculeuse chagrinée, irrégulière, souvent fongueuse avec des cellules géantes et çà et là des traces de cicatrisation partielle.

C'est la cellule géante qui, dans bien des cas, d'après Hallé [1], permet d'assurer le diagnostic de tuberculose rénale. Le bacille de Koch en effet ne se rencontre guère plus souvent dans les coupes du rein que dans le contenu des cavernes, au moins à la période chirurgicale de la tuberculose rénale. La cellule géante elle-même ne se trouve pas toujours ; on ne la rencontre souvent qu'après avoir examiné un certain nombre de coupes. D'ailleurs la constatation d'une seule d'entre elles suffit — toujours d'après Hallé — pour affirmer la nature tuberculeuse d'une lésion suppurée du rein. Cette cellule géante est loin de se présenter toujours avec ses caractères ordinaires; son centre est fréquemment vitro-caséeux et la zone des cellules épithélioïdes manque le plus souvent.

Ce qui reste du parenchyme rénal, entre les foyers tuberculeux, n'est pas normal; on y trouve des lésions de *néphrite diffuse*, plus ou moins prononcée, infiltration embryonnaire autour des tubes urinifères et des vaisseaux, et, plus tard, sclérose péri-tubulaire et péri-vasculaire. Les tubes urinifères sont étouffés par le tissu fibreux, privés de leur épithélium, remplis d'une masse colloïde. — Au dernier stade d'évolution de la tuberculose, quand le rein ne forme plus qu'une vaste coque cloisonnée, on peut ne plus rencontrer que du tissu fibreux : toute trace d'éléments du rein peut avoir disparu. En dedans de la couche externe fibreuse ou même fibro-caséeuse on a une membrane interne de tissu embryonnaire en voie de caséification à sa partie la plus interne. L'œil le plus exercé peut ne plus pouvoir reconnaître à l'examen d'une préparation la nature rénale d'une coupe : tout a été détruit par le processus tuberculeux, par les lésions d'infection secondaires, ou étouffé par la sclérose. Enfin, en ce qui concerne le contenu des cavernes, nous savons que le bacille de Koch n'y a été que très rarement trouvé; on ne peut espérer le rencontrer qu'aux premiers stades de la lésion. Plus tard l'examen bactériologique ne montre que les micro-organismes variés : diplocoques, coques, bactéries pyogènes, streptocoques.

Lésions accessoires. — 1° L'*atmosphère périrénale* subit l'influence de la bacillose du rein et devient le siège de lésions variées : périnéphrite fibro-lipomateuse, abcès froid, périnéphrite fongueuse, phlegmon périnéphrétique.

La *périnéphrite fibro-lipomateuse* ne diffère en rien de la même dégénérescence dans toutes les pyélonéphrites. La graisse périrénale augmente de volume et de consistance formant une véritable tumeur qui peut acquérir

1. Hallé, Thèse de Paris, 1887.

le volume d'une tête de fœtus. Elle entoure et ensevelit le rein dans une gangue ferme qui est surtout abondante au niveau du bassinet et se prolonge souvent le long de l'uretère. L'*abcès froid périrénal* est plus rare, il se continue en général directement avec la lésion tuberculeuse du rein, et forme une vaste collection dans le tissu graisseux, il peut même communiquer avec une caverne intra-rénale. Lorsque la bacillose du rein est devenue pyélonéphrite par infection banale surajoutée, elle peut donner naissance à de vrais *phlegmons périnéphrétiques* qui n'ont de tuberculeux que l'origine de l'affection, et qui sont justiciables de la thérapeutique commune, mais laissent à leur suite, presque fatalement, des fistules intarissables. Enfin j'ai signalé une *forme fongueuse* de cette périnéphrite; elle est provoquée par la propagation directe de la tuberculose du rein au tissu cellulaire périrénal après la néphrotomie. On trouve de vastes décollements tapissés d'épaisses fongosités reposant sur une fausse membrane lardacée. Parfois au niveau du hile du rein il existe une tumeur irrégulière, plus ou moins volumineuse et adhérente, marronnée, constituée par les *ganglions lymphatiques* du hile envahis par la tuberculose à des degrés variés. Cependant dans mes opérations je n'ai pas remarqué qu'ils fussent volumineux; en tout cas, ils n'ont jamais été le siège d'une récidive tuberculeuse. J'ai actuellement des malades opérés depuis cinq ou six ars dont l'état de santé en est une bonne preuve. Dans les autopsies ces ganglions du hile peuvent être trouvés caséeux, mais il s'agit alors de lésions ultimes peu intéressantes.

Comme conséquence de la sclérose périnéale, de la périnéphrite scléro-adipeuse, on comprend, quand on songe aux rapports du rein, surtout en avant, que des *adhérences* vont pouvoir se former avec différents organes, péritoine, côlon, intestin grêle. Ces adhérences sont pour ainsi dire constantes à un stade avancé de la tuberculose rénale; la fusion des organes peut devenir absolument intime. La tuberculose affectant le plus souvent le rein droit, c'est précisément de ce côté que, par suite de la présence de gros vaisseaux, ces adhérences seront le plus dangereuses. La veine rénale, très courte de ce côté, va se rétracter et attirer la veine cave inférieure contre le bord interne du rein : l'adhérence peut être une véritable fusion sur une longueur de plusieurs centimètres. Au rein gauche peut adhérer l'aorte abdominale. On comprend les dangers que crée ce voisinage au cours de la néphrectomie, d'autant plus que le diagnostic en est impossible à faire. Heureusement ces adhérences sont *capsulo-pariétales* et, au contraire, la capsule reste presque toujours séparable de son parenchyme, en un mot elles ne sont pas *capsulo-rénales*, et ainsi l'ablation sous-capsulaire du rein reste praticable [1]. (Tuffier).

2° L'*uretère* peut être perméable et même élargi, mais, en général, il est infiltré et l'augmentation de sa lumière n'est qu'apparente. Si, en effet, on en pratique une coupe, on voit que sa périphérie et sa face externe sont notablement épaissies, que sa muqueuse exulcérée forme en certains points des rétrécissements analogues à ceux de l'urétérite non spécifique; enfin

---

1. Ratnisky, Thèse de Paris, 1896. — *De la néphrectomie par morcellement.*

on y trouve un caséum remplissant sa cavité et oblitérant aussi sa lumière,
d'autant plus que la sclérose périphérique empêche toute dilatation de ce
côté [1]. Toujours atteint dans la tuberculose secondaire, souvent altéré
dans la forme primitive, l'uretère permet d'établir la marche ascendante
ou descendante de la lésion, quand on l'examine à une période encore
peu avancée de la maladie et qu'on trouve à différentes hauteurs des
lésions d'un âge différent. Dans la tuberculose primitive du rein la por-
tion supérieure de l'uretère peut être seule tuberculeuse ; dans la tuberculose secondaire tout l'organe est en général envahi : il forme alors un
cordon plus ou moins gros et régulier, rarement flexueux, très dur, que
l'on peut arriver à sentir sur le vivant à travers la paroi abdominale.

Dans ces lésions accessoires ce qui nous importe le plus au point de vue
thérapeutique, c'est de connaître *l'état de l'autre rein* et celui de l'appareil
uro-génital sous-jacent.

La tuberculose rénale est en général unilatérale. Les statistiques de tous
les chirurgiens [2] donnent sur 205 tuberculoses rénales 99 fois l'unilatéra-
lité, c'est-à-dire une fois sur deux. A une période moins avancée cette
proportion doit être encore moindre. Quand la tuberculose est double, un
des reins est presque toujours beaucoup moins altéré que l'autre (le droit
le plus souvent), et dans ce second rein la tuberculose est ascendante,
secondaire à l'envahissement de la vessie. — S'il ne pouvait être que
tuberculeux, le second rein serait donc rarement une contre-indication
opératoire (17 p. 100). Mais il peut présenter d'autres lésions : souvent on
le trouve atteint d'urétéro-pyélo-néphrite ascendante ou de dégénérescence
amyloïde, parfois de pyélite calculeuse. — Il faut songer à ces lésions non
tuberculeuses du second rein qui augmentent considérablement le nombre
des contre-indications opératoires. Plus la tuberculose rénale est ancienne,
plus ces lésions non tuberculeuses sont à craindre et sont à rechercher
avant l'intervention.

L'appareil uro-génital sous-jacent est fréquemment atteint de tuberculose. Il est impossible de dire même approximativement au bout de
combien de temps la tuberculose rénale primitive atteint la *vessie*. Son
envahissement dépend certainement de l'ancienneté du foyer primitif, mais
il dépend, au moins autant, de la valeur physiologique de la vessie et de
l'urètre. A l'autopsie de 23 tuberculoses rénales primitives opérées
Vigneron a trouvé 11 fois la vessie saine, 12 fois la vessie tuberculeuse.
Dans la moitié des néphrectomies malheureuses pour tuberculose rénale
la vessie est donc déjà envahie. La tuberculose évolue avec lenteur dans
la vessie. Presque toujours elle se borne à la muqueuse. Celle-ci présente
les lésions variables suivant le stade de la maladie : au début ce sont de
petites granulations grisâtres, très superficielles, qui plus tard deviennent

---

1. Fischer, Thèse de Paris, 1893. — J'ai fait examiner par mon collègue si compétent
M. Brault, un cas d'urétérite fort curieux : il s'agissait d'une pièce enlevée par néphrectomie et sur laquelle on voyait le bassinet et l'uretère criblés de petits kystes de
nature tuberculeuse.
2. Vigneron, Thèse de Paris, 1892.

jaunâtres, caséeuses. Les granulations caséeuses se fusionnent, s'étalent, puis s'ulcèrent. Les ulcérations de la vessie peuvent occuper toute l'étendue de l'organe, au point qu'il n'existe plus de muqueuse. Les perforations de l'organe sont cependant rares : la musculeuse reste en effet généralement intacte, d'ailleurs il se forme autour de la vessie comme autour du rein une gangue fibreuse plus ou moins épaisse qui limite le processus ulcératif. J'ai souvent vu le maximum des lésions au niveau de l'embouchure de l'uretère.

L'appareil génital de l'homme, vésicules séminales, prostate, canal déférent, épididyme, est fréquemment envahi dans la tuberculose rénale secondaire : sur 182 observations de tuberculose urinaire, Vigneron a trouvé 74 cas de tuberculose urinaire isolée et 108 cas de tuberculose génito-urinaire et, dans 41 autopsies, 14 tuberculoses urinaires pures, 27 tuberculoses génito-urinaires. Mais il s'agit là d'autopsies qui ne préjugent rien au point de départ et de la durée des lésions.

La *tuberculose génitale de la femme* est au contraire des plus rares ; jamais nous ne l'avons rencontrée comme complication de la tuberculose rénale. En dehors de la sphère génito-urinaire on peut, *à l'autopsie*, trouver de la tuberculose un peu partout : dans les *poumons* (moitié des cas); la *plèvre* (ouverture d'un abcès périnéphrétique à travers le diaphragme), les *méninges*, le *péritoine*, l'*intestin*, la *rate*, la *capsule surrénale*.

Évolution des lésions. — Les *stades anatomo-pathologiques* de la tuberculose devenue rénale sont très différents suivant son point de départ et surtout suivant qu'elle reste *bacillose pure* ou *infection combinée*. Quand elle débute au niveau de la substance corticale, c'est-à-dire quand elle est primitive, les nodules périglomérulaires forment des noyaux jaunâtres bien souvent très petits, non appréciables à la palpation, puis des abcès froids enkystés dans le rein, abcès qui s'ouvrent dans un des calices et évacuent leur contenu en laissant à leur suite une caverne rénale. Le reste du parenchyme est normal. Quand la bacillose est ascendante, l'infection a lieu par l'intermédiaire du bassinet, les granulations donnent lieu à des ulcérations irrégulières qui creusent le parenchyme ultérieurement. Quand les lésions sont anciennes, la bacillose se complique des *lésions de l'infection urinaire surajoutée*; et nous nous trouvons alors en face d'une pyélo-néphrite classique dans laquelle la nature tuberculeuse de la malade n'est plus indiquée que par les ulcérations et les foyers tuberculeux disséminés en d'autres points de l'arbre urinaire. La destruction lente, progressive et totale de l'organe est donc la règle.

Si la bacillose reste pure comme dans les cas où l'uretère est oblitéré, elle peut subir la *dégénérescence calcaire* dont j'ai vu et publié un exemple curieux[1] : les altérations revêtent l'aspect d'une bouillie crayeuse analogue à des tophus goutteux et l'examen bactériologique seul permet le diagnostic. Je verrais volontiers là une évolution curatrice de la maladie. Une autre évolution également favorable est l'envahissement, la *substitution d'un tissu fibro-graisseux* au parenchyme rénal.

---

1. Tuffier, *Archives de médecine*, 1892.

ÉTIOLOGIE

La tuberculose rénale est une localisation *rare* de cette maladie générale, puisque, sur 170 autopsies, Louis n'en a vu que cinq cas, et que les statistiques de l'hôpital de Prague montrent, sur 1317 adultes morts tuberculeux, 75 lésions bacillaires du rein seulement; encore toutes ces tuberculoses sont-elles loin d'être d'ordre chirurgical. Cette rareté relative s'explique aujourd'hui. Nous savons que le rein n'est pas l'émonctoire principal des organismes pathogènes contenus dans le sang, et les études de Coffin[1] ont montré que, chez les tuberculeux, la néphrite est une néphrite infectieuse, probablement due aux toxines microbiennes, néphrite mixte dans laquelle on ne trouve pas l'élément spécifique bacillaire, néphrite toxi-infectieuse et plutôt toxique suivant la division de mon ancien interne, M. Claude. Chez l'enfant, au contraire, les statistiques de Rilliet et Barthez comptent 49 tuberculoses du rein sur 72 autopsies de tuberculeux, mais il faut tenir compte de la fréquence de la granulie à cet âge.

La tuberculose chronique est plus fréquente dans l'*âge moyen de la vie*. L'*homme* est moins fréquemment atteint que la *femme*, fait déjà signalé par Guillaud[2] dans sa thèse et confirmé par une statistique personnelle. Sur 43 observations, nous trouvons 29 femmes et 14 hommes. Quant à l'influence d'une affection inflammatoire antécédente ou de la rétention d'urine sur l'ascension des lésions, nous n'avons aucun fait précis qui donne la mesure de leur action. La *rétention d'urine* peut faciliter l'ascension du bacille dans ces cas, comme dans toutes les autres infections.

La statistique la plus récente publiée à ce sujet est celle de *Tilden-Brown*[3] de New-York. Sur un nombre total de 567 autopsies, cet auteur a trouvé 68 sujets présentant des lésions tuberculeuses un peu partout. Le total des sujets présentant des lésions tuberculeuses des reins a été de 23 (34 p. 100). Parmi eux 13 étaient du sexe masculin, 10 du sexe féminin. Les âges extrêmes notés étaient deux mois et demi et soixante-quatorze ans; les adultes étaient plus nombreux que les enfants. Chez 15 sujets les deux reins étaient atteints; chez 8 sujets un seul rein était malade. Chez 2 sujets les capsules surrénales étaient manifestement tuberculeuses, tandis que sur ces 2 sujets un rein seulement était pris. Il n'y avait pas un seul sujet présentant des lésions tuberculeuses des reins, de la rate ou du foie sans que soit un, soit les deux poumons ne fussent atteints de lésions en activité ou cicatrisées. Mais il s'agit toujours là d'autopsies.

La tuberculose rénale est-elle primitive? Si l'on s'en tenait aux *autopsies* pour trancher cette question, on serait donc tenté de conclure que cette localisation est presque toujours secondaire. Ainsi nous voyons très souvent la tuberculose rénale accompagnée de tuberculose de la vessie ou des organes

1. Coffin, Thèse de Paris, 1890.
2. Guillaud, Thèse de Lyon, 1891.
3. Tilden-Brown, *Ann. des mal. des org. génit.-urin.*, mai 1898, p. 540.

génitaux. Les résultats *éloignés* des *interventions chirurgicales* pratiquées pour des tuberculoses du rein m'ont amené au contraire à penser que, dans bien des cas, la localisation bacillaire était primitive dans la glande rénale : deux de mes opérées sont absolument démonstratives sur ce point et j'en ai publié l'histoire à la Société de Chirurgie (13 nov. 1898). J'ai eu depuis la satisfaction de voir mes contradicteurs les plus anciens et les plus convaincus se ranger à mon avis. Quant à établir la proportion entre les deux formes, cela ne me semble guère possible. Watson [1], qui a publié sa statistique personnelle, trouve la tuberculose primitive de rein dans 15 0/0 des cas. Le mécanisme de l'infection bacillaire du rein est donc actuellement bien établi de par la clinique. Le bacille peut être amené par la *voie circulatoire* dans le rein comme il l'est dans le poumon. Il peut cheminer sous forme *ascendante de la vessie au rein*. Enfin, exceptionnellement, une lésion périurétérale peut envahir l'uretère : j'ai publié un fait d'abcès froid péri-vertébral ayant inoculé l'uretère de dehors en dedans, puis ayant envahi le rein. Il existe quelques rares exemples de ce mécanisme.

Enfin le *traumatisme* peut jouer le rôle d'appel, et j'ai plusieurs malades dont l'histoire est très nette à cet égard.

SYMPTOMES

La tuberculose rénale peut être *latente*. Dans les formes suraiguës de la maladie et chez certains tuberculeux chroniques, on trouve dans le rein des granulations ou quelques nodules isolés que rien ne pouvait faire soupçonner. Les faits de granulie à prédominance rénale simulant des néphrites et décrits par M. le Professeur Potain [2] sont des formes *médicales* de la maladie que la recherche du bacille dans les urines ou leur inoculation au cobaye permettent seules de reconnaître.

La tuberculose du rein *justiciable de la chirurgie* se présente sous l'aspect suivant. — Un jeune homme est atteint depuis longtemps de fréquents besoins d'uriner, ses urines sont claires mais très abondantes, puis il a de l'endolorissement du rein, les urines deviennent troubles, quelquefois parsemées de petits caillots; parfois apparaissent des hématuries abondantes; plus tard le malade pâlit, maigrit, perd l'appétit, accuse une légère fièvre vespérale; les membres inférieurs s'œdématient : nous examinons la région rénale, le rein est augmenté de volume, un peu sensible. Les accidents s'aggravent lentement, progressivement et conduisent à la cachexie et à la mort par tuberculose pulmonaire, par urémie ou mieux par insuffisance rénale. Cette esquisse à grands traits est loin de pouvoir servir à toutes les formes classiques de la maladie. Aucune affection rénale ne donne lieu à des accidents plus variés, *aucune n'est plus fertile en erreurs de diagnostic.*

1. Watson, *Boston Med. et S. J.*, 1895, p. 224.
2. Potain, *Sem. méd.*, 1897.

Début. — L'affection peut débuter par l'émission brusque d'une quantité considérable de pus, véritable *vomique rénale*. Plus rarement, c'est par l'apparition d'une *tumeur* que la lésion du rein trahira sa présence. Quelquefois c'est par une *hématurie* abondante, spontanée et répétée. Au début la bacillose rénale est généralement simple, sans combinaisons d'autres éléments infectieux et elle peut rester ainsi très longtemps silencieuse. Quand des accidents graves apparaissent, c'est qu'il s'est ajouté une affection pyogène quelconque. Si bien que nous serions tentés de lui décrire deux périodes comme nous le faisons pour la tuberculose vésicale : 1° période de bacillose; 2° période d'infections combinées, surajoutées. — L'affection est muette au début, et, à moins d'une grosse hématurie qui vienne brusquer les choses, nous ne voyons guère les malades que si une tumeur abdominale, des coliques néphrétiques ou la purulence de l'urine nous les amène.

Dans l'examen d'un malade soupçonné de tuberculose rénale, les *antécédents* ont une importance notable, non seulement les antécédents héréditaires et les signes de bacillose de la première enfance, mais encore le passé urinaire du sujet. La *fréquence de la miction*, fréquence de date déjà ancienne, est en effet le signe initial de la tuberculose de la vessie; il existe seul pendant très longtemps à l'exclusion de tout autre trouble fonctionnel (Guyon). La *polyurie* est également un symptôme habituel et précoce de la tuberculose du rein; *elle est limpide*; elle se montre par accès, coïncidant avec une exagération de douleur vésicale, véritable *polyurie prétuberculeuse* (A. Robin [1]).

Période d'état. — A cette période nous avons sous les yeux l'ensemble symptomatique d'une pyélo-néphrite, caractérisée par les *symptômes fonctionnels*, la douleur, les troubles de la miction et par des *signes physiques*, l'augmentation de volume du rein, et les caractères de l'urine.

La *douleur* est en général un simple endolorissement, une pesanteur lombaire; elle est unilatérale ou prédomine d'un côté. Très variable dans ses allures, spontanée et capricieuse, le mouvement ne l'influence pas [2]. le décubitus la calme, elle augmente parfois après le repas, après un coup de froid et surtout avant les règles. Elle s'irradie en contour vers le pli de l'aine, la vessie, la cuisse du côté malade. Permanente, avec des paroxysmes, elle peut revêtir la forme *intermittente*; j'ai vu des malades qui présentaient nettement le complexus de la rétention rénale intermittente, c'est-à-dire que les accès douloureux coïncidaient avec une augmentation de volume du rein et l'émission d'une urine claire, puis une débâcle d'urine trouble et abondante amenait la disparition des douleurs et le retour du rein à son état normal. Enfin l'état douloureux peut survenir par crises aiguës ayant

1. David, *De la polyurie prétuberculeuse*, Thèse de Paris, 1895.
2. J'ai vu des exceptions à ces règles; deux de mes malades présentaient des accidents douloureux très aggravés par la marche et les mouvements brusques, si bien que l'une d'elles était regardée comme atteinte de lithiase rénale. De même j'ai vu d'énormes pyonéphroses tuberculeuses sans l'ombre de douleur; la tuméfaction était le seul symptôme présenté par les malades et ceux-ci étaient regardés comme atteints de néoplasmes du rein, de la rate ou du foie.

tous les caractères de brusquerie, d'intensité et de terminaison de la vulgaire *colique néphrétique calculeuse* [1]. Cette variété de douleurs s'explique lorsque le rein déverse dans l'uretère des grumeaux purulents ou des concrétions phosphatiques, mais je l'ai rencontrée, sans aucune oblitération du canal uretéral, comme l'opération me l'a prouvé. En somme, cette douleur est celle des affections inflammatoires du rein. J'ai signalé ces accès douloureux très intenses coïncidant surtout avec la menstruation, sans qu'il y ait aucune cause de distension rénale, ainsi que la néphrectomie l'a montré. Il est probable que, dans ces cas, il s'agit d'un *état congestif aigu*.

Il existe une série de *symptômes réflexes* du côté de la vessie, réflexes dont la fréquence serait telle, d'après les auteurs anglais, qu'ils seraient un véritable signe diagnostique. La *fréquence des mictions* est constante dans la tuberculose rénale, et, dans les cas douteux, elle permet de distinguer cette affection d'un néoplasme du rein ou d'une pyélo-néphrite simple.. C'est là, en effet, un symptôme commun, mais qui n'est peut-être pas justiciable de la pathogénie qu'on lui a attribuée. Les mictions fréquentes et impérieuses constituent le meilleur signe d'une tuberculose vésicale, signe précoce et constant; dès lors, s'il accompagne souvent la tuberculose du rein, c'est que la vessie est également prise, et c'est là un argument important dans la discussion du point de départ de la tuberculose urinaire. J'ai fait à cet égard une opération qui a la valeur d'une expérience : chez une femme atteinte de tuberculose du rein très douloureuse, avec fréquence de la miction, j'ai pratiqué la néphrectomie. La malade a guéri, mais les besoins d'uriner n'ont en aucune façon été modifiés par l'intervention sur le rein; il y existait en effet une tuberculose vésicale au début. Cependant il est incontestable que certaines tuberculoses rénales donnent lieu à des symptômes qui peuvent être presque uniquement vésicaux [2], et j'ai vu des malades bien plus gênés par leur pollukiurie que par les lésions de la glande.

Les *caractères de l'urine* ont une importance capitale. Elles sont abondantes et varient en quantité de 1800 gr. à 3 litres. Quand la tuberculose est simple au début ou même lorsque le rein contient de volumineux noyaux enkystés, elles sont *claires, limpides*, mais souvent albumineuses (Le Gendre, Revilliod [3]). Je ne connais pas d'étude microbiologique se rapportant à cette période et c'est une lacune regrettable. Pendant longtemps la maladie n'est caractérisée que par ces symptômes; mais, quand l'infection est combinée, les urines sont *troubles* et presque uniformément troubles à l'émission. L'*hématurie* est très fréquente au début de la tuberculose rénale. C'est une véritable hémoptysie congestive. En général elle est peu abondante : ce ne sont que de petits caillots qui se déposent au fond du vase; plus tard ce sont des grumeaux muco-purulents striés de sang. Exceptionnellement les mictions sanglantes se succèdent, donnant lieu à des caillots abondants;

---

1. Caillaud, *Des pseudo-coliques néphrétiques*. Thèse de Paris, 1895.

2. Wolcott, *Boston M. et S. J.*, 1895, p. 131.

3. A rapprocher des troubles provoqués par les néphrites et les tuberculeux. Cobbon-Pussang, 1898, Thèse de Paris.

le sang est intimement mélangé à l'urine. Cette hématurie se rapproche alors de celle des néoplasmes de la vessie : elle est spontanée, survenant et disparaissant sans cause; elle est capricieuse dans son *apparition*, dans sa *durée* qui peut aller jusqu'à cinq ou six jours, et, à la vérité, rien ne permet de la distinguer de celle qui est due à une infection bacillaire de la vessie. Elle diminue de fréquence avec l'aggravation des lésions.

La *pyurie* est presque constante. Les urines sont uniformément troubles et elles restent telles après l'émission; elles sont en général acides. Lorsqu'elles sont au repos dans un vase, leur aspect est tout à fait spécial : la couche inférieure est remplie par une purée grisâtre, parsemée de stries sanguinolentes, quelquefois stratifiée; le reste de l'urine est louche, plus ou moins opaque. Cette pyurie présente trois grands caractères : elle est *spontanée, constante* et *durable* (Guyon). Dans quelques cas elle est intermittente. On est alors en présence d'un malade qui n'est dans un état satisfaisant que lorsqu'il urine du pus; dès que les urines deviennent claires, il accuse de violentes douleurs lombaires, de l'anorexie, des malaises et une élévation de température, signes de rétention des produits dans la poche rénale. Les urines peuvent contenir des débris de parenchyme rénal sous forme de fibres élastiques; mais ce n'est pas là un caractère important au point de vue du diagnostic. Lebert et Vogel prétendent qu'on peut affirmer la nature tuberculeuse de la lésion quand le dépôt de l'urine contient des grumeaux du volume d'une tête d'épingle, insolubles dans l'acide acétique. Elles sont acides, avons-nous dit, et certains auteurs, opposant cette acidité à l'alcalinité si fréquente de l'urine des pyélo-néphrites, en font un caractère différentiel important.

La présence du bacille de Koch dans l'urine est le critérium de la nature des lésions, mais ce bacille n'est pas constant : il manque dans les premiers stades de l'affection, alors que les urines sont claires. Lorsqu'il existe une hématurie, je n'ai pas remarqué que le bacille fût plus facile à déceler, contrairement à ce qui a lieu pour les hémoptysies toujours favorables à sa découverte. C'est dans le dépôt des urines purulentes qu'il faut le rechercher[1]. Les difficultés de déceler le bacille font des inoculations au cobaye la méthode de choix pour le diagnostic de la tuberculose rénale.

Exploration du rein. — L'exploration doit porter sur le rein et sur l'uretère. Si le rein est peu augmenté de volume, et s'il ne se déplace pas, la

---

1. *Discussion sur l'importance du diagnostic différentiel entre le bacille de la tuberculose et le bacille du smegma dans les affections des voies urinaires.* (Soc. de médecine interne de Berlin, 30 mars 1896, Sem. Méd., p. 150). — Leyden eut 3 cas où il faillit commettre cette erreur, et, dans l'un de ces cas, Koch lui-même ne put se prononcer. König a enlevé un rein soi-disant tuberculeux qui était un sarcome. D'autre part, il dit avoir enlevé plusieurs reins tuberculeux; les malades n'avaient jamais eu de bacilles dans les urines. Pour Senator, l'inoculation au cobaye peut seule permettre le diagnostic. Il n'admet pas la tuberculose primitive des voies urinaires; il convient bien que le rein peut être pris le premier, mais il y a toujours dans l'organisme une autre lésion tuberculeuse. A. Franckel prétend que par la méthode d'Ehrlich on distingue très bien les bacilles du smegma d'avec ceux de la tuberculose, les premiers se décolorant lorsque la préparation est traitée par l'acide azotique.

palpation bimanuelle est incapable de le déceler. Lorsqu'il est augmenté de volume, la palpation révèle une néphromégalie sans caractères spéciaux ; la tumeur est arrondie, régulière, lisse, tendue, indolente, je n'ai jamais pu percevoir d'irrégularités à sa surface et rien dans ces constatations ne permet de conclure à une tuberculose. J'ai rencontré deux fois d'énormes collections froides dans le rein ; leur volume et leur indolence faisaient croire à un néoplasme. Dans les cas douteux on pourrait ajouter à cette exploration le *cathétérisme urétéral* qui permettrait non seulement de reconnaître la perméabilité de l'uretère, mais peut-être de juger de la bilatéralité des lésions ; il permettrait de recueillir séparément l'urine des deux reins, et d'inoculer le produit de chacun d'eux.

Les *symptômes généraux* font souvent défaut au début de la maladie ; plus tard ils ne sont caractérisés que par un amaigrissement auquel on ne trouve aucune cause, ils se traduisent par de la perte d'appétit, de l'émaciation et surtout par des accès fébriles à forme rémittente ou intermittente avec exacerbation vespérale et transpirations nocturnes. Mais il faut bien savoir que la tuberculose rénale peut être latente et ne se trahir que par des symptômes généraux d'amaigrissement et de cachexie. Souvent apparaissent alors une diarrhée abondante, incoercible, et les signes d'une tuberculose généralisée. En général, ainsi que nous l'avons dit, l'évolution de la maladie débute sourdement, insidieusement et les symptômes généraux sont insuffisants à assurer le diagnostic. L'*élévation thermique* dans le cours de la tuberculose rénale n'est pas un accident rare, et j'ai été plusieurs fois très perplexe en face de cette forme persistante à maximum vespéral. Quand il n'existe pas d'augmentation de volume du rein appréciable à la palpation abdominale ou à la percussion lombaire, il y a de grandes chances pour que les accidents fébriles soient sous la dépendance d'une bacillose généralisée ; de même l'absence de douleurs rénales, spontanées ou provoquées, le défaut des signes ordinaires de la pyélonéphrite, urines très abondantes et troubles, permettent le diagnostic de tuberculose en voie de généralisation.

FORMES ET MARCHE

A côté des formes dans lesquelles coexistent tous les symptômes que nous venons d'indiquer, il faut signaler des *types incomplets* ou anormaux.

La tuberculose rénale peut trahir sa présence par l'éclat brusque d'un symptôme alarmant. J'ai vu une *colique néphrétique* franche, une violente *hématurie*, ou même une *pyurie* très abondante que j'ai appelée une *vomique rénale* constituer le premier accident, et je ne puis m'empêcher de faire ici un rapprochement entre ces accidents rénaux et le point de côté, l'hémoptysie, la brusque ouverture d'une collection purulente, qui marquent quelquefois le début d'une tuberculose pulmonaire.

J'ai été, au début de mes recherches, fort étonné de rencontrer des formes cliniques bien différentes du tableau classique. Chacun des symptômes nous que avons étudiés peut exister seul comme expression de la tuberculose rénale. Ainsi l'hématurie légère et fugace peut devenir assez abondante, assez persistante — pendant des semaines — pour mettre en danger à elle seule la vie des malades, qui meurent d'hémorragie, et sans commander l'intervention. J'ai décrit cette *forme hématurique* [1] et de nombreux exemples sont venus depuis en démontrer la fréquence. Chez une de mes malades, l'hématurie persistait depuis des semaines avec une abondance telle qu'il était impossible de songer à mobiliser la patiente. Et cependant les lésions rénales étaient si peu marquées qu'on avait de la peine à les distinguer quand on avait le rein sous les yeux. Souvent ce sont de véritables hémoptysies foudroyantes. C'est au début de la maladie qu'elles sont le plus marquées. J'ai vu d'autres malades chez lesquels des *coliques néphrétiques* subintrantes étaient le seul symptôme, constituant une véritable *forme douloureuse*, qui est trop souvent prise pour une *lithiase rénale*.

A côté de ces formes dans lesquelles la maladie s'annonce par des symptômes alarmants, il en est d'autres qui ne se traduisent que par l'*augmentation de volume du rein*. J'ai opéré plusieurs malades qui n'avaient jamais eu ni hématurie, ni douleurs vives, ni troubles de la miction, ni pyurie; l'unique symptôme était une tumeur du flanc, et l'absence de tout accident urinaire les faisait regarder comme atteints de néoplasme du foie ou de la rate. Chez l'un d'eux le rein distendu contenait un litre de pus. Cette *forme fruste* s'explique par l'oblitération primitive ou précoce et complète de l'uretère, la maladie évoluant alors en vase clos comme un abcès froid d'un parenchyme quelconque. Ces différentes formes cliniques ne comportent pas un *pronostic* aussi sérieux que le ferait croire l'intensité des accidents. Une de mes malades, atteinte d'une forme hématurique très grave, est très bien portante depuis cinq ans qu'elle est opérée; une autre, dont les accidents douloureux nécessitaient le séjour au lit, n'a aucun accident depuis quatre ans. La forme commune, pyélonéphritique, est plus grave; elle réunit les dangers de l'infection tuberculeuse et de la septicémie ordinaire. Mais l'ensemble de mes opérations me fait regarder ces lésions comme restant unilatérales au moins pendant très longtemps.

L'évolution de la tuberculose rénale est loin d'être rapide. C'est par années qu'il faut compter sa durée. Il est aussi difficile de préciser sa marche clinique que d'indiquer la marche d'une tuberculose d'un organe quelconque. L'histoire des malades que j'ai suivis montre qu'elle procède par poussées aiguës séparées par de longs intervalles de calme relatif. Peut-être l'évolution de la maladie est-elle différente suivant qu'il s'agit d'une tuberculose rénale simple, ou d'une bacillose associée à une infection urinaire. J'ai contribué autrefois à établir deux périodes dans l'histoire de la tuberculose de la vessie, une période de bacillose vésicale, et une période de cystite tuberculeuse due à une infection surajoutée. Pour le rein il en est de même, et on peut saisir dans l'histoire de certains malades

---

1. Tuffier, *Ann. des mal. des org. génit.-urin.*, 1893.

le passage de la tuberculose rénale à la *pyélonéphrite tuberculeuse.* Ce que je puis affirmer c'est que, dans les formes communes chirurgicales, tant que le bacille habite seul le rein, la maladie rentre dans les tuberculoses chirurgicales *à marche lente* se rapprochant de la marche des arthrites tuberculeuses, évoluant certes plus vite que la bénigne tuberculose testiculaire, mais moins vite, toute proportion gardée, que celle du poumon. J'appuie cette opinion sur ce fait que j'ai opéré des tuberculoses dont les symptômes initiaux remontaient à plusieurs années et qui cependant étaient unilatérales et caractérisées par deux ou trois abcès froids du rein du volume d'une noix, sans engorgement ganglionnaire, sans lésions péri-rénales. La maladie peut même guérir spontanément ou du moins se momifier. J'ai opéré une femme dont les lésions calcaires tuberculeuses me paraissent bien correspondre au stade de guérison. D'autre part j'ai suivi deux femmes dont le rein volumineux, excrétant autrefois des bacilles, s'est rétracté tout en restant perceptible, est devenu indolent et me paraît vraiment guéri. Bien des autopsies montrent également cette guérison par transformation fibreuse. Mais cette heureuse terminaison est loin d'être la règle. Les autopsies prouvent, par la bilatéralité des lésions, par la présence d'une tuberculose dans la vessie et l'appareil génital, la tendance de la maladie *à se généraliser*. Il est incontestable pour nous que la tuberculose chez l'homme peut être *descendante*. J'ai opéré de grosses pyélo-néphrites tuberculeuses anciennes qui se sont ultérieurement compliquées de tuberculose vésicale exclusivement localisée à l'embouchure de l'uretère correspondant; ces faits cliniques sont plus démonstratifs que toutes les expériences. Quand une infection se surajoute, la généralisation est évidemment plus à craindre.

L'apparition de la fièvre et des troubles digestifs est toujours un indice fâcheux qui indique des lésions graves et étendues et une évolution plus rapidement fatale. De même la forme pyélo-néphrite avec distension (pyonéphrose intermittente) est particulièrement inquiétante. C'est plutôt par cachexie due à la suppuration prolongée, à l'insuffisance rénale et aux troubles digestifs qui en sont la suite, que les malades succombent; rarement c'est par urémie. Cependant j'ai eu l'occasion de voir, à l'hôpital Beaujon, une jeune fille qui succomba avec tous les accidents terminaux du mal de Bright classique, et l'autopsie nous montra des noyaux tuberculeux ramollis dans les deux reins.

Complications. — Dans le cours de la maladie, de nombreux accidents peuvent aggraver l'état du sujet. Ils consistent surtout dans l'envahissement des organes voisins avec ou sans ouverture des foyers dans leur intérieur. Lendberg aurait vu cependant un malade survivre dix-huit mois à l'ouverture dans le péritoine d'une tuberculose rénale.

L'*atmosphère péri-rénale* peut être envahie sous forme d'abcès froid : la collection se forme d'une façon insidieuse, sans grand fracas, sans température plus élevée que celle due à la lésion du rein, sans douleur, mais, dans les cas d'*infection mixte*, la suppuration de l'atmosphère périrénale se fait en quelques jours, s'accompagnant de symptômes généraux graves, de douleurs violentes, de fièvre, etc. Bref, on voit se développer un phlegmon périnéphrétique aigu et franc. La collection rénale peut s'ouvrir dans la plèvre voisine, à travers le diaphragme. Plus rarement elle se fait jour dans l'intestin. Enfin, on a signalé l'envahissement du psoas par une tuberculose propagée à travers la capsule adipeuse; la suppuration peut gagner la fosse iliaque et même le membre inférieur. Toutes ces complications ne modifient guère le diagnostic, mais elles comportent toujours un pronostic grave. Ces foyers secondaires doivent être ouverts; mais alors ils restent fistuleux et constituent une source de déperdition pour le malade et une porte d'entrée pour la septicémie chronique.

Je ne cite pas comme complication la tuberculose de la vessie ou des organes génitaux. Il est certain que l'envahissement de l'uretère constitue une complication, mais si la lésion est uniquement bacillaire, cette oblitération peut isoler la tuberculose. Si, au contraire, la pyélo-néphrite est constituée, la rétention des produits septiques dans le rein conduit à des accidents septiques justiciables d'une intervention qui malheureusement n'est que palliative.

DIAGNOSTIC

L'ensemble des symptômes que nous avons signalés : polyurie limpide, pyurie spontanée et persistante, hématuries légères, répétées, capricieuses, mictions fréquentes, le tout chez un malade jeune, pâle, affaibli, implique l'idée de tuberculose urinaire. Lorsqu'une tumeur lombaire coexiste, le diagnostic de tuberculose rénale s'affirme, mais cette tuméfaction est souvent tardive et, en somme, de toutes les affections rénales, la tuberculose est certainement la plus féconde en erreurs de diagnostic et ces erreurs tiennent aux formes multiples que peut revêtir la maladie; si bien que la constatation du bacille dans l'urine est vraiment la seule signature valable de la nature de la lésion. Au point de vue pratique nous sommes en présence d'une *pyélo-néphrite* avec ou sans gros rein, ou bien nous n'avons qu'un seul symptôme urinaire, hématurie, colique néphrétique, tumeur rénale.

Une pyélo-néphrite tuberculeuse revêt tous les signes de la *pyélo-néphrite simple* : même pyurie, mêmes crises douloureuses, même augmentation de volume du rein, même pollakyurie. Ce n'est que l'analyse minutieuse des symptômes qui révèle des nuances importantes. Tout d'abord la bacillose rénale s'est développée souvent sans cause, sans infection vésicale préalable. Fréquemment il existe des hématuries, le dépôt purulent et granuleux est émaillé de petits caillots sanguins. Le reste de l'appareil génital présente, chez l'homme, des indurations tuberculeuses. Mais, chez la femme, les infections sans cause ne sont pas toujours tuberculeuses; les lésions génitales manquent et chez elles l'affection est plus difficile à préciser. Ce n'est vraiment que la présence du bacille et le résultat de l'inoculation qui permettent d'éliminer les autres affections et de poser un diagnostic. Oscar Bloch de Copenhague (Cong. de Moscou, 1897, et tirage à part *in extenso*) propose pour faire le diagnostic dans les cas difficiles d'affection du rein, d'extirper après incision exploratrice lombaire un fragment supposé malade du parenchyme et d'en faire l'examen histologique. Il rapporte un grand nombre d'observations et nous pensons qu'à titre tout à fait exceptionnel ce moyen peut être employé.

Quand l'*hématurie rénale* est le premier et le seul symptôme, il est difficile d'en préciser la cause. Cette difficulté se doublait autrefois du problème ardu qu'il s'agissait de résoudre, à savoir si le sang venait de la vessie ou du rein. La cystoscopie lève tous ces doutes. L'hématurie rénale est généralement peu abondante, répétée, à crises éloignées, diminuant avec l'aggravation de la maladie, l'apparition du pus, l'amaigrissement des malades. Elle est spontanée, sans relation constante avec les mouvements brusques du malade. Elle se distingue par son peu d'abondance de celle des néoplasmes; sa spontanéité et ses caprices l'éloignent de l'hématurie calculeuse. Mais il existe certains états mal définis, classés sous le nom d'hémophilie rénale, qui présentent exactement les mêmes allures hémorragiques. J'ai suivi ainsi un enfant de sept ans qui était atteint d'hématuries légères, répétées, capricieuses, sans grandes douleurs lombaires, sans néphromégalie, et chez lequel j'étais persuadé que des examens répétés de l'urine et des inoculations finiraient par révéler une tuberculose. Ces résultats ont toujours été négatifs et depuis trois ans ce garçon est fort, vigoureux, sans aucun trouble urinaire. Si vous savez que la forme hématurique de la tuberculose peut s'accompagner d'hémorragies profuses qui ne le cèdent en rien à celles des néoplasmes, si vous ajoutez à cela que certains mouvements peuvent provoquer l'hématurie bacillaire, vous comprendrez combien la méprise est facile et combien il faut tenir compte de l'état général du sujet, des autres manifestations tuberculeuses; vous serez ainsi conduit à avouer qu'ici encore l'examen bactériologique est le seul vrai critérium.

Les *pseudo-coliques néphrétiques* revêtent dans la tuberculose rénale le complexus symptomatique de la colique calculeuse et rien dans leur évolution ne permet de les en distinguer. Elles peuvent se manifester au début de la maladie, à sa période de pyélonéphrite, ou dans l'une de ses complications, la gravelle phosphatique secondaire. La tuberculose au *début* provoque des accès congestifs qui se manifestent par des douleurs lombaires avec irradiations inguino-crurales, douleurs aiguës, soudaines, finissant brusquement; mais elles ne s'accompagnent de l'élimination d'aucun corps étranger; aussi le diagnostic de la nature de la lésion n'est-il guère possible sur ce seul signe. L'absence de *lithiase urique* antécédente, l'absence d'émission de gravier rouge après la crise, la présence de grumeaux épais souvent sanguinolents, l'émission d'urine claire pendant la crise et d'urines troubles après l'accès, indiquent une pseudo-colique néphrétique par obstruction, due à l'oblitération uretérale par un bouchon muco-purulent dont l'examen micrographique révélera la nature. Lorsqu'il existe une *gravelle phosphatique*, c'est à la recherche de sa nature primitive ou secondaire que se limite le diagnostic; la première est excessivement rare; la seconde, au contraire, très fréquente.

La *tumeur rénale* existe seule : vous n'avez ni hématurie, ni pyurie, souvent même aucune douleur. Il est alors impossible par les seuls caractères de la tuméfaction d'en préciser la nature. Lorsqu'elle est volumineuse, cette tumeur franche est en général fluctuante, ce qui vient encore ajouter à nos perplexités. Je n'ai rencontré que trois fois cette variété : dans deux cas j'en ai méconnu la nature; chez un troisième malade, du service de M. Millard, j'ai pu poser le diagnostic en me basant sur les phénomènes de tuberculose concomitante. C'est en tenant compte de l'âge du sujet, de l'évolution lente de la maladie, des antécédents, ou des lésions concomitantes bacillaires que le diagnostic sera possible. Une ponction exploratrice sera permise dans ces cas.

Le diagnostic de bacillose rénale étant posé, il est nécessaire de préciser l'état du rein du côté opposé, d'explorer le reste de l'appareil génital, et surtout les organes thoraciques, pour établir un pronostic et une thérapeutique appropriés. La *bilatéralité* des lésions est loin d'être aussi fréquente qu'on le croit. Dans les cas où le rein malade est volumineux et où l'urine est claire, l'intégrité de l'une des glandes paraît presque certaine. De même s'il existe une pyurie intermittente, l'un des reins a de grandes chances d'être indemne. Si vous ajoutez que le rein supposé sain n'est ni augmenté de volume, ni douloureux, s'il n'a jamais été le sujet d'aucun accident, vous êtes plus éclairé encore. Enfin le cathétérisme des uretères juge la question en dernier ressort. L'épreuve du *bleu de méthylène*, suivant la méthode ingénieuse de mon élève Castaigne et de mon collègue Achard, ne donne pas de renseignements encore utilisables. Les deux faits que j'ai constatés sont les suivants. L'apparition du bleu est normale quand l'un des reins est sain. Dans un cas où une néphrotomie pour tuberculose fut suivie de fistule uro-purulente et nécessita une néphrectomie secondaire, je fis l'épreuve du bleu. Son élimination eut lieu dans les délais normaux et avec son cycle normal pour le rein supposé sain; il ne s'éliminait pas par la fistule. Je fis avec succès la néphrectomie. — Quant au reste de l'appareil génito-urinaire, son exploration rend compte de ses lésions, le toucher prostatique et l'examen des vésicules séminales chez l'homme, déterminant l'état de ces organes; d'autre part, les signes vésicaux, fréquence ou douleur de la miction, qui constituent les premiers signes de la bacillose vésicale, sont faciles à constater. Toutefois en ce qui concerne les troubles vésicaux, il faut être circonspect, car ils sont fréquemment d'ordre réflexe, le rein malade provoquant des douleurs vésicales et souvent même de la pollakyurie, qui est d'autant plus marquée qu'il existe dans ces cas une polyurie allant jusqu'à deux et trois litres.

TRAITEMENT

La thérapeutique de la tuberculose rénale est soumise aux mêmes lois que celles de toutes les tuberculoses. Elle ne relève de la chirurgie que dans des cas bien déterminés : 1° l'éradication totale du foyer doit être possible; 2° un des accidents provoqués par la maladie menace les jours du malade. En dehors de ces circonstances, cette affection est du ressort de la *médecine* : j'ai vu de nombreux malades améliorés dans des proportions vraiment étonnantes par la seule hygiène, le seul régime et l'emploi de quelques médicaments.

Le séjour au grand air, dans un climat d'altitude, ou au bord de la mer, mais à l'abri du froid et des coups de vent (Arcachon, les Sables-d'Olonne, Salins, Salies, la Riviera et même Biarritz) dans certaines formes atoniques, sont de puissants adjuvants. Un régime alimentaire qui ne diffère de celui des tuberculeux en général que parce qu'il doit proscrire les congestifs rénaux : épices, oseille, tomates, gibiers, viandes faisandées, vins alcooliques, liqueurs, au contraire, l'huile de foie de morue à haute dose : cinq à six cuillerées par jour, les révulsifs lombaires sous forme de pointes de feu ou de cataplasmes sinapisés, constituent de bons moyens locaux. J'ai vu ainsi disparaître des hématuries, de fortes douleurs rénales; la pyurie même peut diminuer et vraiment les malades s'améliorent ainsi très notablement. Ils peuvent même guérir, ou du moins le rein reste gros, mais il devient indolent, les bacilles disparaissent de l'urine, le pus est remplacé par un léger nuage muqueux, et les choses restent en cet état pendant des années.

L'*éradication du foyer* peut être obtenue par l'ablation des parties malades ou par l'exérèse de l'organe, c'est-à-dire par la résection du rein ou par la néphrectomie. Ces interventions sont-elles justifiées? C'est une question que j'ai cherché à résoudre depuis bien des années. Pendant longtemps on s'est appuyé, pour répondre à cette question capitale, sur les résultats des autopsies. Or nous savons tous qu'un malade qui succombe à une tuberculose quelconque présente des lésions viscérales multiples; le même fait a été constaté pour la bacillose rénale : les lésions bilatérales, les altérations de la vessie et des organes génitaux sont la règle dans ces cas. Mais cela ne prouve pas du tout qu'à un moment donné le rein n'ait pas été seul malade. Ce sont les faits cliniques et l'état à longue échéance de nos opérés qui peuvent seuls juger la question. Les faits cliniques prouvent que souvent la tuberculose urinaire est descendante. J'ai opéré une jeune fille qui n'a souffert de la vessie que plusieurs années après avoir présenté des signes de tuberculose rénale et l'examen cystoscopique a montré que la seule lésion vésicale était une exulcération de l'embouchure de l'uretère correspondant au rein malade. J'ai opéré une autre femme dont les lésions bacillaires suppurées du rein s'accompagnaient d'un semis granuleux sur le bassinet et l'origine de l'uretère. Bien des observations plaident dans le même sens. Il est donc indiscutable que la tuberculose rénale peut se propager à l'arbre urinaire et l'éradication du foyer peut mettre à l'abri de ces propagations. Mais cette intervention est-elle suivie de récidive ou de l'évolution d'une autre tuberculose? Tous les chirurgiens qui ont quelque expérience de la chirurgie rénale ont à leur actif des survies qui vraiment ont la valeur de guérisons. Pour ma part j'ai des opérés de ce genre qui vivent encore depuis six et sept ans.

Mais en dehors de ce fait général, certains *accidents* provoqués par la présence de tubercules dans le rein peuvent nécessiter une intervention. L'*hémorragie*, par son abondance, peut devenir une indication opératoire, et j'insiste sur ce fait que c'est bien la perte de sang indépendante de toute nature de bacillose qui constitue le danger. Chez la malade qui m'a servi de thème à la description de cette forme hématurique, les hémorragies étaient si violentes que, survenues pendant un voyage, elles provoquèrent un état syncopal, nécessitèrent le repos immédiat près d'une gare où cette femme arriva au dernier degré de l'anémie, et d'où elle ne put être transportée que plusieurs semaines après. La répétition de ces accidents m'obligea à intervenir. Tout ce que nous savons de la circulation rénale et de ses anastomoses avec les vaisseaux des parties molles des lombes commande ici la *révulsion* sous forme de ventouses et de pointes de feu, et cette médication s'impose d'autant plus que ces hémorragies paraissent d'ordre congestif puisqu'elles se produisent au début de la bacillose rénale. Les *hémostatiques* tels que l'ergotine ou le perchlorure ne semblent avoir donné aucun résultat. Le *régime lacté* met au minimum le travail de filtration du rein et son emploi s'impose. Mais si tous ces moyens échouent force est de recouvrir à l'opération. L'exérèse des parties malades avec conservation de la glande serait l'idéal opératoire et je ne doute pas que des tentatives de ce genre ne soient plus tard suivies de succès. Malheureusement les lésions sont peu marquées, difficilement appréciables; toutes les observations publiées montrent que, les pièces en main, on doit minutieusement chercher les foyers malades pour les découvrir. Aussi deux procédés ont-ils seuls été appliqués : la néphrotomie, moyen palliatif, et la néphrectomie. J'ai pratiqué il y a six ans la néphrotomie dans un de ces cas obscurs, et ma malade, guérie pendant deux ans, a présenté de nouveau quelques hémorragies. Au contraire, les néphrectomies pratiquées en pareils cas ont toutes réussi, et pour ma part, ma malade opérée depuis cinq ans est en parfaite santé. Je proposerais volontiers la ligature de l'artère rénale sans néphrectomie dans ces cas, si les progrès de la lésion infectieuse ne compromettaient la vie du malade.

La *douleur* qui revêt la forme de pseudo-coliques néphrétiques ne peut qu'exceptionnellement conduire à l'intervention; elle est justiciable des moyens médicaux : révulsion lombaire, boissons délayantes, régime lacté. Si cependant elle prend la gravité de coliques néphrétiques subintrantes, si elle devient assez vive pour maintenir, comme je l'ai vu, les malades au lit ou pour nécessiter l'emploi continu des narcotiques, force nous est bien d'y mettre un terme. J'ai été ainsi conduit à pratiquer la néphrectomie et, chez tous les malades, la gravité des lésions rénales trouvées après l'opération justifiait amplement cette façon de faire. Dans un cas le rein était détruit par une série d'abcès ou de noyaux tuberculeux; dans l'autre, l'uretère était rétréci par des noyaux tuberculeux et provoquait des accidents d'*hydronéphrose intermittente* : le rein était donc, dans les deux cas, voué à une destruction complète, et j'ajouterai qu'après cinq ans et trois ans mes malades sont en parfaite santé. L'incision lombaire, l'exploration du rein et la néphrectomie, si les lésions sont étendues à toute la hauteur du rein ou si leur situation au niveau du bassinet ou de l'uretère ne permettait pas la résection partielle, constitue le meilleur mode opératoire.

Les *accidents infectieux* sont fréquents, ils nous forcent souvent à intervenir. L'entrée en scène de la *pyélo-néphrite* combinée à la simple tuberculose crée des indications spéciales. Tant que les produits infectieux se drainent à travers un uretère suffisant, la mise en œuvre du traitement médical dirigé contre la tuberculose, joint à une thérapeutique antiseptique du rein compatible avec le bon fonctionnement de l'estomac, borate de soude à la dose de 8 à 15 grammes, salol, balsamiques légers, est suffisante. La médecine opératoire trouve ses indications dans un seul accident, la rétention des produits septiques. Cette rétention peut être complète ou incomplète. La *rétention complète* des produits tuberculeux constitue la pyonéphrose tuberculeuse; son incision s'impose dans les cas où l'état général du malade ne permet pas d'espérer mieux, mais la néphrectomie primitive est la méthode de choix, si cette pyonéphrose est fermée depuis longtemps, ce qui nous a permis de nous rendre un compte exact de la valeur physiologique du rein du côté opposé fonctionnant seul. La rétention incomplète avec *distension rénale* considérable conduit à la destruction de la glande; tant qu'elle ne détermine pas d'accidents septicémiques on peut prolonger les efforts médicaux, mais quand la température s'élève, quand l'état général faiblit, l'intervention s'impose. L'incision et le drainage des poches purulentes constituent alors la méthode de choix. Cette néphrotomie donne d'excellents résultats. Elle suffit tant que la santé générale ne s'altère pas. Mais si les fistules persistent, si la sécrétion purulente est abondante, si les foyers se vident mal, et provoquent des accidents de septicémie chronique, la néphrectomie secondaire précoce est le meilleur moyen de lutter contre ces infections.

Les indications opératoires dans toutes ces formes de tuberculose sont soumises à l'intégrité du reste de l'appareil génito-urinaire; mais là encore il faut savoir démêler, au milieu de ces localisations multiples, quelle est l'origine des troubles de la santé générale. Les lésions tuberculeuses ou non tuberculeuses de l'autre rein (voy. plus haut) constituent la plus grande partie des contre-indications opératoires. Un simple noyau bacillaire dans la prostate n'est pas une contre-indication opératoire si le malade est atteint d'une pyonéphrose avec accidents généraux. Si, au contraire, ce même noyau se rencontre chez un malade atteint d'une tuberculose rénale torpide, sans accidents fébriles, il nous fera hésiter et peut-être rejeter une opération. La difficulté est surtout grande quand il s'agit de lésions concomitantes du rein et de la vessie, et malheureusement cette coïncidence n'est pas rare. Il est très fréquent de trouver la vessie uniquement atteinte au voisinage de l'orifice uretéral du côté malade; aussi Trendelenburg n'a-t-il pas hésité, dans un cas de ce genre, à enlever le rein, l'uretère et la zone vésicale atteinte. Cette opération hardie, mais que le succès a justifiée, n'est autorisée que si les lésions vésico-rénales sont uniques et uniquement menaçantes. En général c'est par l'étude clinique minutieuse des accidents imputables à la tuberculose vésicale et de ceux qui relèvent de la bacillose rénale que nous sommes conduit à agir sur le rein ou sur la vessie. En tout cas le traitement vésical ne pouvant aggraver les lésions, doit être poursuivit avant toute intervention sur le rein.

Après avoir essayé de préciser quelques indications opératoires dans la tuberculose du rein, il nous reste à envisager la *néphrotomie* et la *néphrectomie* dans la tuberculose du rein au point de vue de leur indication, de leur manuel opératoire, de leurs résultats immédiats et éloignés.

D'une façon générale, la néphrotomie s'impose dans tous les cas de rétention septique accompagnée de septicémie. La néphrectomie *primitive* est plus restreinte dans ses applications, elle nécessite une notion exacte du fonctionnement intégral du rein du côté opposé. Le cathétérisme de l'uretère peut rendre les plus grands services dans ces cas, mais au cours de l'opération une constatation d'assez grande importance est tirée de l'imperméabilité de l'uretère : l'hydronéphrose tuberculeuse, la tuberculose massive du rein sont justiciables de l'ablation. C'est encore pendant l'opération que j'ai pu constater la présence d'abcès froids multiples de l'organe, séparés eux-mêmes par des noyaux caséeux ; là encore l'ablation est indiquée. Les résultats thérapeutiques obtenus dans la bacillose à forme hématurique plaident également dans ce sens. En dehors de ces cas, je donnerai la préférence à l'*incision* dans les pyélo-néphrites tuberculeuses et même dans les faits rares de grosse collection purulente enkystée du rein, alors que l'uretère est perméable. Mais il faut bien savoir que cette néphrotomie n'est qu'un palliatif ; elle laisse une fistule purulente. Dans les pyélonéphrites simples cette fistule peut longtemps persister sans grand inconvénient ; chez les tuberculeux, au contraire, les suppurations prolongées sont toujours défavorables et si elles ont une influence fâcheuse sur l'état général du sujet, il ne faut pas hésiter à pratiquer la néphrectomie secondaire que j'ai appelée *précoce*. A mesure que mon expérience s'accroît, je deviens plus partisan de l'ablation du rein tuberculeux.

Le *manuel opératoire* de la néphrotomie ne mérite pas de nous arrêter : le rein est découvert et les abcès sont incisés. La seule recommandation à faire est la *recherche minutieuse des abcès indépendants* les uns des autres ; trop souvent on se contente d'ouvrir une large collection, et on laisse une série de foyers secondaires, ainsi que le démontre une nouvelle opération bientôt devenue nécessaire. Après l'ouverture et la *régularisation des foyers*, l'exploration de l'uretère est utile, et, s'il est *oblitéré*, la néphrotomie peut être transformée séance tenante en néphrectomie. Il en est de même si les foyers sont trop nombreux et trop disséminés. J'ai exécuté plusieurs fois ce changement de plan opératoire, et je n'oserais plus affirmer maintenant, en face de ces cas douteux, que je m'en tiendrai certainement à une néphrotomie. Une bonne précaution, après l'évacuation des foyers, consiste à suturer le rein et sa *capsule propre* à la paroi lombaire ; on garde ainsi à proximité la caverne tuberculeuse et on peut en suivre l'évolution, on évite l'inoculation des produits tuberculeux à la graisse périrénale et on pratique plus facilement l'ablation secondaire du rein, si elle devient nécessaire.

Le manuel opératoire de la *néphrectomie*, dans ces cas, ne diffère pas de celui de l'ablation du rein en général. La voie lombaire est la voie d'élection et l'incision doit être d'autant plus transversale que le rein est plus haut situé. Condamin et Poncet[1] ont proposé, pour ces cas, la suture préalable des deux feuillets péritonéaux, mais dans l'opération de Poncet le péritoine fut déchiré et je crains bien que la voie ainsi créée soit insuffisante : les adhérences de la capsule adipeuse, son hypertrophie, sa transformation fibro-lipomateuse, rendent parfois difficiles l'abord et l'isolement de la glande. En tout cas il ne faut point chercher l'énucléation de ces masses, il faut toujours isoler un des points de la glande pour trouver un plan de clivage qui facilite la *décortication*. Si cet isolement est difficile, mieux vaut inciser la capsule propre du rein et faire la néphrectomie sous-capsulaire d'Ollier. J'avais craint, théoriquement, d'ouvrir ainsi les abcès intrarénaux ou de laisser quelques noyaux tuberculeux dans la capsule; mais je n'ai constaté aucun de ces deux accidents dans les opérations que j'ai pratiquées, et mes malades n'ont pas eu de récidive locale. La seule précaution importante dans cette opération consiste *à réséquer l'uretère le plus bas possible*. Nous savons que ce conduit est fréquemment envahi par la tuberculose, il y a donc tout intérêt à s'éloigner du foyer morbide. Par une simple incision lombaire, il est très facile d'isoler ce conduit jusqu'audessous du détroit supérieur du bassin. La section sera suivie d'une cautérisation au fer rouge de sa muqueuse et d'une fermeture à la Lembert. Dans les cas où ce conduit est dilaté, tortueux, témoignage anatomique d'une oblitération périvésicale de l'uretère, son ablation totale peut être nécessaire; il suffit pour cela d'allonger en bas et en dedans l'incision lombaire qui devient lombo-iliaque. C'est en allongeant encore vers le pubis cette même incision que Trendelenburg a pu enlever en même temps un segment de la vessie.

Les *néphrectomies partielles* dans la tuberculose rénale sont de véritables curettages de foyers caséeux. Après mise à nu du rein, on évide les foyers rénaux à la curette mousse et on cautérise les parois au chlorure de zinc : le parenchyme rénal est à cet égard très tolérant.

La néphrectomie *secondaire* nécessitée par la persistance des trajets fistuleux est souvent rendue difficile par les adhérences nombreuses à la paroi, adhérences créées par la première opération; souvent aussi les dégénérescences fibro-graisseuses intra-rénales, la fusion du rein avec son enveloppe graisseuse périphérique, nécessitent une pratique spéciale. La *néphrectomie par morcellement* telle que j'ai cherché à la régler permet d'atteindre les parties profondes et dangereuses de la région au voisinage du hile du rein, près de l'aorte et de la veine cave, en enlevant successivement toutes les régions abordables de la glande, et diminue de beaucoup les dangers d'hémorragie ou de ruptures vasculaires[2].

Voyons maintenant quels ont été les résultats opératoires et éloignés de l'intervention chirurgicale dans la tuberculose rénale.

En 1891, *Vigneron* (Thèse de Paris) donne une statistique portant sur 55 *néphrotomies* qu'il a observées ou recueillies dans la littérature :

1. *Gaz. hebd. de méd. et de chir.*, 1898, n° 11, p. 121.
2. *Presse médic.*, 1897. — Thèse de Ratinsky, Paris, 1897.

Néphrotomies (55 cas). — Mortal. = 21 cas (38,18 0/0). — Mort. post-opératoire = 7 cas (12,72 0/0.) — Mort après qq. semaines à 3 ans = 14 cas (25,46 0/0). — Amélioration = 31 cas (56,36 0/0). — Guérison = 3 cas (5,45 0/0).

En 1893, *Palet* (Thèse de Lyon) publie les résultats de 36 *néphrectomies* pour tuberculose du rein.

Néphrectomies (136 cas). — N. primitives (110 cas) : Mort. opératoire 32 cas (29 0/0) : Néphr. lombaire (24 cas) (27,2 0/0). Néphr. abdomin. (8 cas) (38,4 0/0). Mortal. générale 42 cas (38,18 0/0) : Néphr. lombaire (23 cas) (37.5 0/0). Néphr. abdomin. (9 cas) (40,9 0/0). — N. secondaires (26 cas) : Mortalité opératoire, 6 cas (23 0/0). Mortalité générale, 9 cas (34,6 0/0).

En 1896, *Israël* (Gaz. hebd. de méd. et de chir., 1896, p. 838) déclare que, dans l'espace de trois ans, il a eu l'occasion d'intervenir dans 12 cas de tuberculose rénale (*néphrectomies*).

Néphrectomies. — N. totale : Mortalité opératoire, 2 cas (18,18 0/0). Améliorations, 5 cas (54,54 0/0). Guérisons, 3 cas (27,27 0/0). — N. partielle. 1 cas. Guérison.

Enfin notre statistique personnelle est actuellement la suivante :

Néphrotomies, 7 — Mort. opératoire, 2. Amélioration avec fistules, 3. Guérison, 2.

Néphrectomies, 9 — Néphrect. primitives, 7 : Néphr. totales, 6. Guérisons. Néphr. partielle, 1. Guérison. Néphrect. secondaires, 2. Guérisons.

Ces guérisons se sont maintenues depuis chez plusieurs de mes opérés, trois d'entre eux notamment sont encore en bonne santé depuis six ans et demi (néphrectomie), cinq ans et demi (néphrectomie), cinq ans (néphrotomie). Les autres ont été perdus de vue; tout ce que je puis dire, c'est que l'un d'eux (néphrotomie) était encore bien portant deux ans après son opération; un autre (néphrectomie) quinze mois; un neuf mois (néphrectomie) et un six mois après (néphrectomie). Enfin les deux derniers opérés (deux néphrectomies) le sont depuis trop peu de temps (mars et avril 1898) pour qu'on puisse juger définitivement des résultats de l'opération; ce qu'il faut noter, en tout cas, c'est que, comme tous nos opérés anciens, ni l'un ni l'autre n'a de fistule. Ces résultats thérapeutiques, exposés au Congrès de Moscou de 1897, concordent avec ceux de mes collègues étrangers qui ont pris part à la discussion qui a suivi ma communication sur les résultats de la chirurgie du Rein (Küster, Israël, Jonnesco, d'Antona). Ces chirurgiens ont d'ailleurs adopté des conclusions générales thérapeutiques que j'ai résumées plus haut.

Coulommiers. — Imp. P. BRODARD.

Traité
d'Anatomie Humaine

PUBLIÉ SOUS LA DIRECTION DE

PAUL POIRIER

Professeur agrégé à la Faculté de médecine de Paris,
Chef des travaux anatomiques, Chirurgien des hôpitaux.

PAR MM.

A. CHARPY
Professeur d'anatomie
à la Faculté de Toulouse

A. NICOLAS
Professeur d'anatomie
à la Faculté de Nancy

A. PRENANT
Professeur d'histologie
à la Faculté de Nancy

P. POIRIER
Professeur agrégé
Chef des travaux anatomiques
Chirurgien des hôpitaux

P. JACQUES
Professeur agrégé
à la Faculté de Nancy
Chef des travaux anatomiques

4 volumes grand in-8°. En souscription : 125 fr.

Chaque volume est illustré de nombreuses figures, la plupart tirées en plusieurs couleurs, d'après les dessins originaux de MM. Ed. CUYER et A. LEUBA.

ÉTAT DE LA PUBLICATION (1ᵉʳ Mai 1898)

Tome I. — *Embryologie*. Notions d'embryologie. *Ostéologie*. Considérations générales. Des membres. Squelette du tronc. Squelette de la tête. *Arthrologie*. Développement des articulations. Structure. Articulations des membres. Articulations du tronc. Articulations de la tête.
Un volume grand in-8° avec 621 figures.
20 fr.

Tome II. — 1ᵉʳ Fascicule : *Myologie*. Embryologie. Histologie. Peauciers et aponévroses.
Un volume grand in-8° avec 312 figures.
12 fr.

2ᵉ Fascicule : *Angéiologie*. (Cœur et Artères). Histologie.
Un volume grand in-8° avec 145 figures.
8 fr.

3ᵉ Fascicule : *Angéiologie*. Capillaires. Veines.
Un volume grand in-8° avec 75 figures.
6 fr.

Tome III. — 1ᵉʳ Fascicule : *Système nerveux*. Méninges. Moelle. Encéphale. Embryologie. Histologie.

2ᵉ Fascicule : *Système nerveux*. Encéphale.
Deux volumes gr. in-8° avec 407 figures.
22 fr.

Tome IV. — 1ᵉʳ Fascicule : *Tube digestif*. Développement. Bouche. Pharynx. Œsophage. Estomac. Intestins.
Un volume grand in-8° avec 158 figures.
12 fr.

2ᵉ Fascicule : *Appareil respiratoire*. Larynx. Trachée. Poumons. Plèvre. Thyroïde. Thymus.
Un volume grand in-8° avec 121 figures.
6 fr.

IL RESTE A PUBLIER

Un fasc. du tome II. (*Lymphatiques*). Un fasc. du tome III. (*Nerfs périphériques. Organes des sens.*) Un fascicule du tome IV. (*Organes génito-urinaires.*)

Ces fascicules seront publiés successivement dans le plus bref délai.

Traité de Chirurgie

Publié sous la direction

DE MM.

SIMON DUPLAY
Professeur de clinique chirurgicale à la Faculté
de médecine de Paris
Chirurgien de l'Hôtel-Dieu
Membre de l'Académie de médecine

PAUL RECLUS
Professeur agrégé à la Faculté de médecine de Paris
Secrétaire général de la Société de chirurgie
Chirurgien des hôpitaux
Membre de l'Académie de médecine

PAR MM.

BERGER. — BROCA. — DELBET. — DELENS. — DEMOULIN. — J.-L. FAURE
FORGUE. — GÉRARD-MARCHANT. — HARTMANN. — HEYDENREICH
JALAGUIER. — KIRMISSON. — LAGRANGE. — LEJARS
MICHAUX. — NÉLATON. — PEYROT. — PONCET. — QUÉNU. — RICARD
RIEFFEL. — SEGOND. — TUFFIER. — WALTHER

DEUXIÈME ÉDITION

ENTIÈREMENT REFONDUE

8 forts volumes grand in-8° avec nombreuses figures dans le texte.
Prix pour les Souscripteurs.. **150** fr.

VOLUMES PARUS :

TOME PREMIER. 1 fort vol. de 912 pages avec 218 figures... **18** fr.

Reclus. Inflammations. — Traumatismes. — Maladies virulentes.
Quénu. Des tumeurs.

Broca. Peau et tissu cellulaire sous-cutané.
Lejars. Lymphatiques, muscles, synoviales tendineuses et bourses séreuses.

TOME II. 1 fort vol. de 996 pages avec 361 figures . . . . . **18** fr.

Lejars. Nerfs.
Michaux. Artères.
Quénu. Maladie des veines.

Ricard et Demoulin. Lésions traumatiques des os.
Poncet. Affections non traumatiques des os.

TOME III. 1 fort vol. de 940 pages avec 285 figures . . . . . **18** fr.

Nélaton. Traumatismes, entorses, luxations, plaies articulaires.
Lagrange. Arthrites infectieuses et inflammatoires.

Quénu. Arthropathies. Arthrites sèches. Corps étrangers articulaires.
Gérard-Marchant. Maladies du crâne.
Kirmisson. Maladies du rachis.

TOME IV. 1 fort vol. de 896 pages avec 354 figures . . . . . **18** fr.

Delens. Œil et annexes. — Gérard-Marchant. Nez, fosses nasales, pharynx nasal et sinus.
Heydenreich. Mâchoires.

Pour paraître en Mai 1898 :

TOME V. 1 fort vol. de 948 pages avec 187 figures.

Broca. Vices du développement de la face et du cou. Face, lèvres, cavité buccale, gencives, langue, palais et pharynx.
Hartmann. Plancher buccal, glandes salivaires, œsophage et larynx.

Broca. Corps thyroïde.
Walther. Maladies du cou.
Peyrot. Poitrine.
Pierre Delbet. Mamelle.

TOME VI. 1 fort vol. grand in-8° avec nombreuses figures.

Michaux. Parois de l'abdomen.
Berger. Hernies.
Jalaguier. Contusions et plaies de l'abdomen. Lésions traumatiques et corps étrangers de l'estomac et de l'intestin.
Hartmann. Estomac.

Jalaguier. Occlusion intestinale. Péritonites. Appendicite.
Faure et Rieffel. Rectum et Anus.
Quénu. Mésentère, rate, pancréas.
Segond. Foie.
Walther. Bassin.

Les tomes VII et VIII paraîtront ensuite à intervalles rapprochés de façon que l'ouvrage soit complet en 1898.

Traité de Gynécologie
Clinique et Opératoire

PAR

le Dʳ Samuel POZZI

Professeur agrégé à la Faculté de médecine, Chirurgien de l'hôpital Broca,
Membre de l'Académie de médecine

TROISIÈME ÉDITION, REVUE ET AUGMENTÉE

1 vol. in-8° de XXII-1270 pages, avec 628 fig. dans le texte. Relié toile. . **30 fr.**

Je n'ai pas à faire l'éloge de ce traité qui, traduit en allemand, en anglais, en espagnol, en italien et en russe, a fait connaître la gynécologie française au monde entier. La troisième édition aura tout le succès des deux premières, si rapidement épuisées, parce que, comme ses sœurs aînées, elle a le mérite de contenir et de mettre au point les découvertes les plus récentes, sans rien négliger des acquisitions antérieures de la science gynécologique.

L'ordonnance générale du traité n'est pas changée, mais de nombreuses additions et des figures multiples sont venues l'enrichir. La thérapeutique chirurgicale des opérations pelviennes, en particulier, a été complètement revisée, et M. Pozzi, tout en restant laparotomiste convaincu, reconnaît à l'hystérectomie vaginale la large place qui lui est due.... Au point de vue thérapeutique, je mentionnerai, comme nouvelles, les pages relatives aux différents procédés d'hystéropexie vaginale recommandés ces derniers temps, celles qui sont consacrées au traitement chirurgical du prolapsus et de périnéorrhaphie dont l'auteur donne un nouveau procédé, enfin, et surtout, un petit chapitre relatif à la chirurgie conservatrice des ovaires (résection, ignipuncture). — L'anatomie pathologique et la bactériologie tiennent une grande place; de nombreuses figures originales inédites viennent très heureusement compléter des descriptions qui seraient un peu ardues à la simple lecture. — Les chapitres consacrés à l'asepsie et à l'exploration gynécologique sont parfaitement mis au courant des idées actuelles. Celui qui a trait à l'hermaphrodisme a reçu également d'intéressantes additions.

E. BONNAIRE (*Presse médicale*, 2 janvier 1897).

Précis
d'Obstétrique

PAR MM.

A. RIBEMONT-DESSAIGNES	**G. LEPAGE**
Agrégé de la Faculté de médecine, Accoucheur de l'hôpital Beaujon	Ancien Chef de clinique obstétricale à la Faculté de médecine, Accoucheur des hôpitaux

Troisième édition

AVEC FIGURES DANS LE TEXTE DESSINÉES PAR M. RIBEMONT-DESSAIGNES

1 vol. grand in-8° de plus de 1300 pages, relié toile. . . . . **30 fr.**

Le Précis d'Obstétrique de MM. Ribemont-Dessaignes et Lepage est un bel et bon ouvrage, appelé à rendre de grands services aux praticiens par son plan et son exécution qui sont parfaits. Tenant le milieu entre les Manuels qui tentent les étudiants, mais ne leur apprennent pas grand'chose, et les traités magistraux qu'ils n'ont guère le temps ni les moyens d'aborder, cet ouvrage, nous paraît réaliser parfaitement le but des auteurs, d'être un livre d'enseignement proprement dit. Et cet enseignement, c'est, dans ses grandes lignes, celui de M. Tarnier et de M. Pinard.

(*Revue scientifique*.)

Cet ouvrage est appelé à rendre de grands services, non seulement à l'étudiant qui prépare ses examens, mais aussi au praticien, abandonné qu'il est, la plupart du temps, au milieu des multiples difficultés de la clinique, et avec une instruction pratique souvent insuffisante....

... Nous devons aussi parler de la partie Iconographique de l'ouvrage; tous les dessins qui sont l'œuvre personnelle de M. Ribemont-Dessaignes, joignant à une exactitude photographique un aspect artistique qui donne au livre un aspect particulier. — Ce précis est donc le résumé très complet et très clair de l'art des accouchements; il est pratique pour le clinicien et l'étudiant, en même temps qu'intéressant pour le savant, et les auteurs seront récompensés de leur travail considérable par le succès qui les attend.

(*Revue de chirurgie*.)

Traité
<u>**OUVRAGE COMPLET**</u>

des Maladies de l'Enfance

PUBLIÉ SOUS LA DIRECTION DE MM.

J. GRANCHER
PROFESSEUR A LA FACULTÉ DE MÉDECINE DE PARIS
MEMBRE DE L'ACADÉMIE DE MÉDECINE, MÉDECIN DE L'HOPITAL DES ENFANTS-MALADES

J. COMBY
MÉDECIN DE L'HOPITAL DES ENFANTS-MALADES

A.-B. MARFAN
AGRÉGÉ, MÉDECIN DES HOPITAUX

---

5 forts volumes grand in-8", avec figures dans le texte. . . . . 90 francs

---

Ce *Traité des Maladies de l'Enfance* comble une lacune et les médecins attendaient avec impatience l'apparition de cet ouvrage. Il existait déjà en effet, traitant des maladies de l'Enfance, plusieurs manuels dont quelques-uns sont fort appréciés, mais nous n'avions pas de traité complet dans lequel les questions de pédiatrie fussent étudiées d'une façon complète. Cet ouvrage paraît en cinq beaux volumes et la notoriété qui s'attache aux noms des directeurs de cette publication et à ceux des collaborateurs suffit pour lui assurer un plein succès. Les maladies qui y sont traitées ont été confiées, en effet, aux pédiatres qui les ont étudiées d'une façon spéciale. Cette œuvre est pour ainsi dire une œuvre internationale, et parmi les noms des collaborateurs nous trouvons ceux des pédiatres les plus renommés de tous les pays, qui nous font ainsi profiter de l'expérience qu'ils peuvent avoir d'affections qu'ils rencontrent plus que d'autres dans leur champ d'observation. Bien plus, la Médecine et la Chirurgie, ces deux sœurs jumelles qu'on tend bien à tort à séparer sans cesse, ont trouvé le moyen de se retrouver côte à côte au grand profit des lecteurs.

DIVISIONS DE L'OUVRAGE

TOME Ier.

1 vol. grand in-8° de 816 pages avec figures dans le texte. . . . . **18 fr.**
Préface. — Physiologie et hygiène de l'enfance. — Considérations thérapeutiques sur les maladies de l'enfance. — Maladies infectieuses.

TOME II.

1 vol. grand in-8° de 818 pages avec figures dans le texte . . . . **18 fr.**
Maladies générales de la nutrition. — Maladies du tube digestif.

TOME III.

1 vol. grand in-8° de 950 pages avec figures dans le texte. . . . . **20 fr.**
Abdomen et annexes. — Maladies de l'appareil circulatoire. — Nez, larynx et annexes.

TOME IV.

1 vol. grand in-8° de 880 pages avec figures dans le texte . . . . **18 fr.**
Maladies des bronches, du poumon, des plèvres. — Maladies du système nerveux.

TOME V.

1 vol. grand in-8° de 890 pages avec figures dans le texte . . . . **18 fr.**
Organes des sens. — Maladies de la peau. — Maladies du fœtus et du nouveau-né — Maladies chirurgicales des os, articulations, etc. — Table alphabétique des matières des cinq volumes.

Encyclopédie Scientifique

DES

Aide-Mémoire

PUBLIÉE SOUS LA DIRECTION DE

H. LÉAUTÉ

Membre de l'Institut

Au 1er Mars 1898, 206 VOLUMES sont parus

Chaque ouvrage forme 1 volume petit in-8°, vendu :

Broché. . . . **2 fr. 50** | Cartonné toile. . **3 fr.**

Derniers volumes parus dans la section du **Biologiste** :

L'Appendicite par CH. MONOD, professeur agrégé, chirurgien de l'hôpital St-Antoine, et J. VANVERTS, interne des hôpitaux.

Technique Bactériologique par R. WURTZ, professeur agrégé, médecin des hôpitaux de Paris. *2e édition, revue et augmentée.*

Spectroscopie Biologique par A. HÉNOCQUE, directeur adjoint du laboratoire de Physique biologique au Collège de France. 2 volumes.

Vaccine et Vaccination par J. DELOBEL, docteur en médecine, et P. COZETTE, médecin-vétérinaire, lauréats de l'Institut.

Maladies des voies urinaires par P. BAZY, chirurgien des hôpitaux. *2e édition.* 2 volumes.

Les troubles auditifs dans les maladies nerveuses par J.-F. COLLET, professeur agrégé à la Faculté de Lyon.

Études sur la criminalité par A. DALLEMAGNE, professeur de médecine légale à l'Université de Bruxelles. 3 volumes.

La Chimie de la cellule vivante par ARMAND GAUTIER, de l'Institut, professeur à la Faculté de Médecine de Paris.

Les Artérites et les Scléroses par le Dr A. BRAULT, médecin de l'hôpital Tenon, chef des Travaux pratiques d'Anatomie pathologique à la Faculté de médecine.

La Bactéridie charbonneuse par F. LE DANTEC, ancien élève de l'École Normale supérieure, docteur ès sciences.

Précis élémentaire de Dermatologie en 5 volumes, par L. BROCQ, médecin des hôpitaux, et L. JACQUET, ancien interne de St-Louis. *2e édition.*

Les Parasites animaux de la peau humaine par W. DUBREUILH et L. BEILLE, professeurs agrégés à la Faculté de médecine de Bordeaux.

Les Poisons de l'organisme par A. CHARRIN, professeur agrégé, médecin des hôpitaux, directeur adjoint du laboratoire de Pathologie générale, assistant au Collège de France. 3 vol.

L'Oreille par le Dr P. BONNIER. 5 vol.

L'Ergotisme par le Dr EDWARD EHLERS, de Copenhague.

Soins à donner aux Malades par le Dr DEMMLER, membre correspondant de la Société de Chirurgie.

La Cocaïne en chirurgie par le Dr PAUL RECLUS, professeur agrégé, chirurgien de l'hôpital de la Pitié.

Le Catalogue spécial de l'Encyclopédie Léauté est envoyé sur demande

BIBLIOTHÈQUE
d'Hygiène thérapeutique

DIRIGÉE PAR

Le Professeur PROUST

Membre de l'Académie de médecine, Médecin de l'Hôtel-Dieu,
Inspecteur général des Services sanitaires.

Chaque ouvrage forme un volume in-16, cartonné toile, tranches rouges
et est vendu séparément : **4 fr**.

Chacun des volumes de cette collection n'est consacré qu'à une seule maladie ou à un seul groupe de maladies. Grâce à leur format ils sont d'un maniement commode. D'un autre côté, en accordant un volume spécial à chacun des grands sujets d'hygiène thérapeutique, il a été facile de donner à leur développement toute l'étendue nécessaire.

L'hygiène thérapeutique s'appuie directement sur la pathogénie; elle doit en être la conclusion logique et naturelle. La genèse des maladies sera donc étudiée tout d'abord. On se préoccupera moins d'être absolument complet que d'être clair. On ne cherchera pas à tracer un historique savant, à faire preuve de brillante érudition, à encombrer le texte de citations bibliographiques. On s'efforcera de n'exposer que les données importantes de pathogénie et d'hygiène thérapeutique et à les mettre en lumière.

VOLUMES PARUS :

L'Hygiène du Goutteux, par le Professeur PROUST et A. MATHIEU, médecin de l'hôpital Andral.

L'Hygiène de l'Obèse, par le Professeur PROUST et A. MATHIEU, médecin de l'hôpital Andral.

L'Hygiène des Asthmatiques, par E. BRISSAUD, professeur agrégé, médecin de l'hôpital Saint-Antoine.

L'Hygiène du Syphilitique, par H. BOURGES, préparateur au laboratoire d'hygiène de la Faculté de médecine.

Hygiène et thérapeutique thermales, par G. DELFAU, ancien interne des hôpitaux de Paris.

Les Cures thermales, par G. DELFAU, ancien interne des hôpitaux de Paris.

L'Hygiène du Neurasthénique, par le Professeur PROUST et G. BALLET, Professeur agrégé, médecin des hôpitaux de Paris.

L'Hygiène des Albuminuriques, par le Dr SPRINGER (*Sous Presse*).

VOLUMES EN PRÉPARATION :

L'Hygiène du Diabétique, par A. PROUST et A. MATHIEU, médecins des hôpitaux de Paris.

L'Hygiène du Tuberculeux, par le Dr DAREMBERG.

L'Hygiène des Dyspeptiques, par le Dr LINOSSIER.

Hygiène thérapeutique des maladies de la peau, par le Dr BROCQ.

Traité de Thérapeutique Chirurgicale

PAR

Emile FORGUE

Professeur de clinique chirurgicale
à la Faculté de médecine de Montpellier
Membre correspondant
de la Société de chirurgie
Chirurgien en chef de l'hôpital Saint-Éloi
Médecin-major hors cadre

Paul RECLUS

Professeur agrégé
à la Faculté de médecine de Paris
Chirurgien de l'hôpital Laënnec
Secrétaire général
de la Société de chirurgie
Membre de l'Académie de médecine

DEUXIÈME ÉDITION ENTIÈREMENT REFONDUE

AVEC 472 FIGURES DANS LE TEXTE

2 volumes grand in-8° de 2116 pages . . . . . . **34** fr.

C'est un livre nouveau plutôt qu'une édition nouvelle que viennent de faire paraître MM. FORGUE et RECLUS. Nombreux sont en effet les chapitres inédits dans cet ouvrage, et il n'est pour ainsi dire pas de page où quelque addition n'ait été apportée. Nous retrouvons partout les qualités dominantes qui nous avaient déjà frappé lors de la première édition, c'est-à-dire la clarté de l'exposition, la simplicité du plan, et surtout la sage discussion des interventions chirurgicales. Les auteurs ont en effet comblé une lacune dans la bibliographie chirurgicale en donnant un livre qui soit à la fois une œuvre de médecine opératoire clinique et en même temps un traité des indications, et l'on comprend facilement que le succès d'un pareil travail ait obligé les auteurs à en publier rapidement une deuxième édition. Dans celle-ci on peut se rendre compte en quelque sorte des progrès, des modifications qui sont survenus depuis ces dernières années dans la thérapeutique chirurgicale....

(*Lyon médical*, 13 février 1898.)

Traité élémentaire de thérapeutique

Par le Dr Gaston LYON

Ancien chef de clinique médicale à la Faculté de médecine de Paris

DEUXIÈME ÉDITION, REVUE ET AUGMENTÉE

1 volume grand in-8° de 1154 pages . . . . **15** fr.

La première édition de cet ouvrage a été épuisée en deux ans. Ce succès s'explique par les réels services que peut rendre le traité de M. LYON. C'est qu'en effet l'auteur a employé la méthode qui semble la meilleure pour la pratique. Au lieu de décrire successivement les divers médicaments ou de passer en revue la médication, il a étudié les affections et les troubles de chaque appareil et a montré quels étaient les procédés thérapeutiques auxquels on pouvait s'adresser. On trouve aussi les traitements à employer dans les maladies du tube digestif, des appareils circulatoire, respiratoire, urinaire, du système nerveux; puis viennent d'importants chapitres sur les infections, les maladies de la nutrition, les intoxications. Enfin, dans un appendice, on trouve, rangés par ordre alphabétique, la liste des médicaments les plus usuels avec leur mode d'emploi et leur posologie....

.... Ce livre ne constitue pas une œuvre de compilation : c'est un véritable guide pour le traitement des malades. Voilà, je crois, le plus grand éloge, et il est pleinement mérité, qu'on puisse faire de cet ouvrage.

(*Presse médicale*, 27 février 1897.)

37259. — Imprimerie LAHURE, rue de Fleurus, 9, à Paris

9 782016 195338